LA METHODE GENERALE DE GVERIR LES FIEVRES.

Composée en Latin par Messire IEAN FERNEL, premier Medecin du Roy HENRY II.

Traduite en François par CHARLES DE SAINT-GERMAIN, *Escuyer, Docteur en la Faculté de Medecine, Conseiller & Medecin ordinaire du Roy, Parisien.*

Dediée à Monsieur d'Orgeual, Conseiller du Roy en ses Conseils d'Estat & Priuè, & Maistre des Requestes Ordinaire de son Hostel.

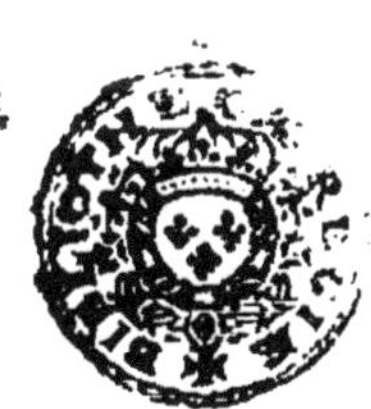

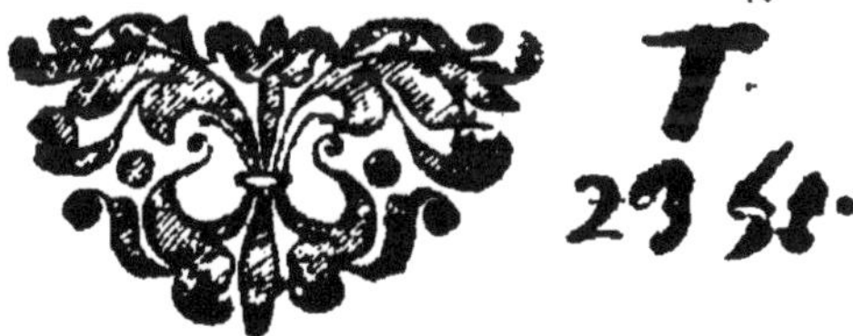

A PARIS,
Chez IEAN GVIGNARD le Ieune, en la Grand'-Salle du Palais, du costé de la Cour des Aydes, à l'Image S. Iean.

M. DC. LV.
AVEC PRIVILEGE DV ROY.

ANAGRAMMA.

GODEFRIDVS LVILLIERVS.
VIR ILLE SIDVS ET FVLGOR.

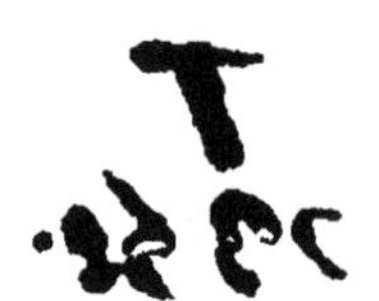

A MESSIRE GEOFROY LVILLIER, CHEVALIER SEIGNEVR D'ORGEVAL ET DE LA MALMAISON, CONSEILLER DV ROY EN ses Conseils d'Estat & Priué, & Maistre des Requestes Ordinaire de son Hostel.

ONSIEVR,

C'est auec grande Iustice que ie me mets & mon Liure à l'abry de vostre nom ; veu que ce n'est pas d'aujour-

d'huy que toute la France a consideré vostre puissante famille, pour seruir d'appuy & de protection aux choses les plus considerables de l'Estat, & qu'ainsi ie ne doiue esperer vn passage fauorable à ma traduction sous vn nom si Illustre que le vostre, dont les Ancestres ont receu de nos Roys les veritables marques de recognoissance de leurs vertus, pour des seruices les plus importans qu'vn suiet puisse rendre à son Souuerain. L'histoire nous apprend que Louys XI. venant à la Couronne, & voulant establir son authorité, s'estant à ce suiet transporté en Bourbonnois, pour reduire ce Duc à l'obeissance, le Duc de Berry son Frere, vny auec le Duc de Bretagne & le Duc de Bourgongne, se preualans de l'occasion de l'absence du Roy, vinrent inuestir Paris auec vne puissante armée pour le surprendre & se rendre Maistres de la *clef de l'Empire François. Les trois Freres Luilliers nommés Jean, Arnaud & Eustache furent Deputés de la part des trois Ordres de la Ville vers ces trois Princes rebelles qu'ils furent trouuer à Charenton, & sceurent si bien menager leurs esprits, & les amuser, qu'ils conseruerent Paris a l'obeissance du Roy, au deuant duquel reuenant du Bourbonnois, ses Ennemis estans allés à la rencontre à Montl'hery, ils y furent defaits, & le Roy vint descendre à Paris, & souper chez Iean Luillier, lors prouiseur de Sorbonne, dignité que feu Monsieur le Cardinal de Richelieu, au plus haut de sa fortune ambitionna de posseder: Et en recognoissance d'vn seruice si signalé le Roy donna à Iean Luillier la charge de Grand Aumosnier de France, le fit son Confesseur Ordinaire, & Euesque de Meaux où il est enterré; A Eustache la charge de Surintendant de ses Finances, & à Arnaud vne autre charge tres-considerable pour toutes les Finances au delà de la riuiere de Loire, & à Philippes Luillier leur Cousin le Gouuernement de la Bastille; Ainsi ce grand Roy, qui a esleué la puissance Royalle au plus haut de son degré, confia & sa bourse & sa conscience à la fidelité de vos Ancestres. Depuis ce Grand Monarque nous n'en obseruons aucun qui aye merité le nom de grand que Henry IV. sous le regne duquel vn autre Iean Luillier Cadet de vostre grand pere, estant Preuost des Marchands de la Ville de Paris, se porta par sa fidelité hereditaire en vostre maison a rompre la porte de la Conference, & auec vn nommé Langlois Escheuin alla au deuant de son Roy, l'introduisuit dans Paris, & par ce moyen mit fin aux troubles, qui auoient ietté tout son Estat dans le penchant:*

lequel aussi n'en fut pas mēconnoissant, car ce Grād Prince donna à Jean Luillier la charge de President en la Chambre des Comptes, & à Langlois la charge de Maistre des Requestes, ce n'est donc pas merueille si auec tant de zele de fidelité & de suffisance, marchant sur les pas de ceux qui vous ont precedé; vous aués serui le feu Roy Louis XIII. & à present Louys XIV. en tant d'occasions, faisant la fonction de maistre des Requestes & Intendant de Iustice. Au siege de Nancy 1633. au siege de S. Miel 1635. au siege de Corbie 1636. Au siege de l'Andrechies 1637. Au siege de S. Omer 1638. En champagne lors de la bataille, en laquelle Monsieur le Comte de Soissons fut tué, ce qui decida la grande faction formée dedans l'Estat 1641. & continuant vos seruices vous aués administré par trois fois conioìntement l'Intendance des Prouinces de Flandres, Picardie & Isle de France: & apres le deceds du feu Roy dans les troubles Ciuils en 1649. vous ne fistes point de difficulté de vous deguiser pour vous eschapper & sortir de Paris à pied, & vous rendre à visage ouuert & sans deguisement prés Sa Maiesté, & la Paix ayant esté faite, Paris vous choisit pour premier Deputé de l'Hostel de Ville, afin de pouruoir auec les autres Deputés des quatre Compagnies, à la conseruation & seureté du payement des douze millions de rentes, où vous seruistes en l'an 1650. & 1651. & portastes tousiours la parole auec aduantage pour le public. Ensuite le Roy voyant quelques nouueaux troubles s'exciter dans l'Estat, vous ordonna d'aller dans son armée & Prouinces de Flandres, Picardie & Isle de France; ce fut lors que fort à propos vous ostastes l'esperance aux factieux de Paris de se saisir de la Ville *de Soiſſons, dans laquelle vous fiſtes entrer le Regiment de Piedmont, qui auparauant en auoit eſté diuerſes fois refuſé. En 1652. ayant eſté trouuer le Roy à Compiegne, il vous commanda d'aller à Pontoiſe pour la tranſlation du Parlement, Requeſtes de l'Hoſtel & du Sceau ordinaire de ce Parlement, dont vous vous acquitaſtés auec tant d'honneur qu'il ſe peut dire, qu'obeyſſant en cela à voſtre Maiſtre, vos penſées ne furent pas criminelles de ſonger plus-toſt à nous reſtablir dedans Paris, ce qui fut incontinent ſuiuy auec l'applaudiſſement vniuerſel de toute la France, où eſtant arriué les Habitans de la Paroiſſe de S. Paul, ancienne Paroiſſe de nos Roys, lors que leur Chaſteau eſtoit aux Tournelles, donnerent des marques de leur fidelité, en depoſant à la voſtre la conduite de leur Egliſe, ſçachant auec quelle pieté vous auiés cy-deuant exercé l'admini-*

ſtration de l'Hoſpital de S. Iacques, dont le reuenu n'eſtoit que de onze mille liures, qu'en peu d'années vous fiſtes monter par vos ſoings à vingt trois mille liures; Ie dis tout cecy pour la plus part comme teſmoin oculaire. De ſorte qu'il ne faut plus s'eſtonner ſi apres ces exemples memorables entre beaucoup d'autres capables de compoſer vn iuſte volume le nom des LVILLIERS *eſt en veneration partout, ce qui me fait conclure auec le ſage.* Oleum effuſum nomen tuum. Ce *nom Illuſtre ioint à la vertu propre de voſtre perſonne eſt vn azile ſuffiſant pour donner à mon ouurage toute aſſeurance d'eſtre bien receu du public, auſſi bien que le deſire eſtre de vous en particulier.*

MONSIEVR,

A Paris ce 1. Septembre 1655.

Voſtre tres-humble, tres-obeyſſant & tres-obligé Seruiteur.
CHARLES DE SAINCT GERMAIN.

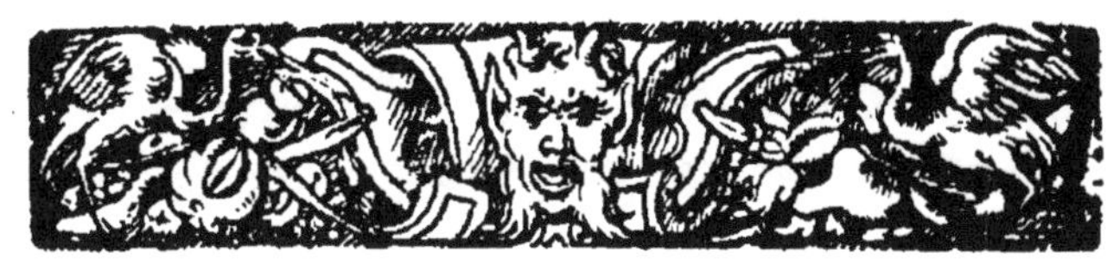

AV LECTEVR.

CHER Lecteur ie desirois ioindre à cette traduction de la Methode Generale de guerir les fieures, celle des Conseils du mesme FERNEL, mais l'impatience de quelques-vns de voir la premiere, fera que ie la mettray au iour sans la seconde, que i'espere toutesfois dans peu, Dieu aidant, te donner pour te satisfaire entierement.

TABLE

DES CHAPITRES DE LA

Methode Generale de guerir les fieures, composée par IEAN FERNEL.

TABLE DES CHAPITRES.

FIN.

Extraict du Priuilege du Roy.

PAr grace & Priuilege du Roy, en date du 29. Avril 1638. ſigné par le Roy en ſon Conſeil, du Moley, il eſt permis à la vefue Iean le Bouc, Marchand Libraire à Paris, d'Imprimer ou faire Imprimer, vendre ou debiter vn Liure intitulé, *Les Oeuures de M. Iean Fernel*, toutes ou parties miſes en François; & ce durant le temps & eſpace de neuf ans entiers & accomplis, à compter du iour que ledit Liure aura eſté acheué d'Imprimer. Et defenſes ſont faites à tous autres, ſous peine de trois mil liures d'amende, d'en imprimer, vendre ny debiter; ainſi qu'il eſt plus amplement porté par les lettres du Priuilege: leſquelles en vertu du preſent Extraict, ſeront tenuës pour bien & deuëment ſignifiées; & à cét Extraict ſera adiouſtée foy comme à l'original, à ce qu'aucun n'en pretende cauſe d'ignorance.

Enregiſtré ſur le Liure de la communauté le 19. Aouſt 1655.

Ladite vefue le Bouc, conſent & accorde que le ſieurs Iean Guignard pere & fils, Marchands Libraires à Paris, ioüiſſent du Priuilege cy deſſus Mentionné; ſuiuant l'accord fait entr'eux.

Acheué d'imprimer pour la premiere fois le 21. *Septembre* 1655. Les Exemplaires ont eſté fournis.

de quantité qu'ils couurent & enueloppent le tout. Et l'os de la poitrine appellé *sternon*, est composé de sept os qui sont attachez ensemble en trauers, tellement qu'à chaque coste entiere il y a vn os de la poitrine qui y respond, en l'extremité de cét os il y a vn cartilage longuet qui pend, qui est nommé par les Grecs *Xiphoïde*, c'est à dire la pointe d'vne espée, & des modernes il est appellé grenade, & les autres cinq costes n'arriuent point iusques au sternon, mais n'estant que seulement comme commencées & eschancrées. elles finissent en des cartilages, & estant renuersées entr'elles, elles demeurent comme conioinctes & adherantes ensemble, d'où elles sont dites fausses & bastardes.

Il faut en apres parler de l'espaule & du bras lesquels estant comme conioints aux costes sont appuyez sur icelles ; l'on appelle toute la partie qui est au derriere de la poitrine, les espaules, ausquelles il y a deux os larges, de figure triangulaire, esleuez en leur partie de dehors, caues & courbez en dedans, qui sont dits par les Grecs *omoplatas*, & par les Latins *scopula operta*, & quelquefois *scapula* : ils sont larges & minces du costé qu'ils sont panchez vers l'espine du dos, d'où estans faits petit à petit plus gros & plus espais ils s'estrecissent, & enfin ils deuiennent aigus en leur extremité, ces os ne sont point conioints à aucun autre os, & surnagent quasi sur les costes posterieures, estant en leur partie inferieure quelque peu cartilagineux, où ils sont liez & attachez auec des forts muscles & nerfs, leur extremité qui est plus estroite, & que quelques-vns appelle le col, finit en vne cauité qui reçoit la teste du bras, & en leur partie interne ils ont vne apophyse petite & pointuë qui est appellée par les Grecs *coracoïde*, c'est à dire corbiniere, parce qu'elle ressemble au bec d'vn corbeau; ils ont aussi comme vne espine externe & tres-grande, qui naist de la superieure partie de l'os, dite *acromion*, laquelle est à l'homme seul mediocre & caue sur sa fin, au lieu où elle reçoit l'os iugulaire & les clauicules. En la poitrine il y a vn grand os qui est l'os iugulaire ou les clauicules, lequel estant appuyé sur la premiere coste, s'estend à droit & à gauche vers les os des espaules, & qui est ainsi que i'ay dit, lié & attaché aux espines dites *acromion*; il y a deux os en la clauicule qui sont conioints en trauers à l'os sternon, qui sont inégaux & en figure & espaisseur, & qui sont percez de plusieurs trous ainsi qu'vne flute.

Maintenant il faut expliquer tous les os du bras, dont les parties sont trois en nombre sçauoir l'humerus, le bras & la main; l'humerus est fait d'vn seul & vnique os, qui est graisle au milieu, dur & plein de moëlle, & par tout vn peu gibbeux & courbé, & gros vers ses extremitez & couuert d'vn cartilage, le bout de sa teste est grandelet & rond, il est emboëtté dedans la cauité de l'espaule, appellée

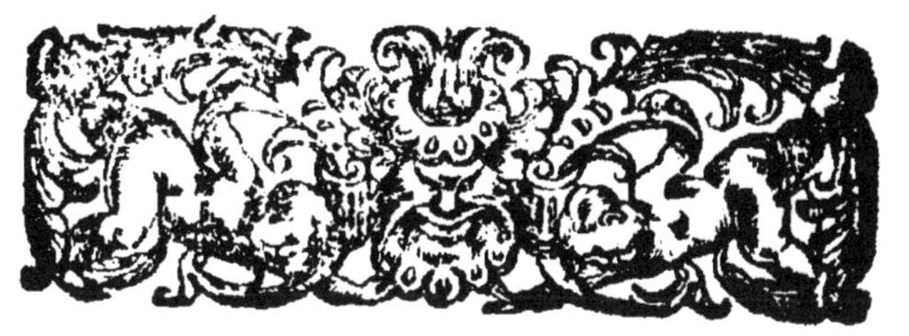

LA METHODE GENERALE DE guarir les fievres de Iean Fernel.

PREFACE.

LA vertu & la renommée de la secte des Empirics a esté autrefois si grande & si celebre, qu'elle n'a pas encores à present peu d'estime & d'authorité aupres des Medecins qui se disent rationnels; Car il y en a peu qui considerent assez de prés les causes ou continentes, ou antecedentes, ou concomitantes des maladies, mais ayant entendu le nom de chaque maladie, soit que ce soit vne fievre continuë, ou tierce, ou vne pleuresie, ou vne douleur nephritique, ou la goutte, ils ont à l'instant recours à de certaines methodes que l'on leur a enseignées pour guarir les maladies, lesquelles ils suiuent auec esperance de faire merveilles, mais sans aucun, ou à la verité auec peu de jugement, suiuant ainsi plustost les ombres & les noms des maladies, que non pas les maladies mesmes. Et si par hazard quelques-vns examinent d'entre ces causes les continentes, ils passent toutesfois par dessus les antecedentes & les concomitantes (j'entends la constitution vniuerselle du corps & de ses parties principales, & des humeurs peccantes en iceluy;) c'est pourquoy desirant appliquer desormais la methode generale, & les principaux genres des remedes, dont j'ay traitté jusques *à present, à la guarison particuliere de chaque maladie, & en apres enseigner les remedes propres d'icelles ; je donneray d'abord des regles & preceptes, sur lesquels celuy qui exercera la Medecine, conduira & appuyera son jugement, soit afin qu'il ne fasse rien inconsiderement, comme aussi, afin que desireux de la briefueté nous ne soyons pas contrains de repeter derechef les choses qui sont communes à plusieurs.*

CHAPITRE PREMIER.

Qu'il faut examiner les vices, soit de toutes les humeurs, ou de toutes les parties du corps, auparauant de vacquer à la guarison d'aucune maladie.

IL semble que venant visiter vn malade, que la premiere chose que l'on doit sur tout faire, c'est de comprendre par le recit des symptomes qui le trauaillent dauantage, Premierement la partie lesée, & la maladie qui luy est arriuée,

& sa cause conjointe, estant ce pourquoy on est principalement appellé: Et puis apres il faut reconnoistre la constitution du corps, ainsi que je l'ay enseigné au second Liure de la Pathologie, sans laquelle connoissance l'on ne peut seurement faire aucune chose; & pendant le discours tacitement obseruer, de quelle habitude du corps est le malade, maigre ou grasse, & a peu pres de quel temperemment il est: & en suitte il faut s'informer quelle coustume de viure il a cy-deuant tenuë, & de quelle constitution il estoit pendant qu'il estoit en santé, & auparauant qu'il fut tombé dans la maladie, si elle estoit mediocre ou replette, constitution qui n'est point autre que de ceux qui ont des humeurs pures & de personnes de bonne santé, mais si l'on doute que sa constitution estoit mauuaise, il faut sçauoir quelles ont esté les maladies les plus grandes dont il a esté trauaillé, & si elles ont esté parfaitement bien guaries, parce qu'il est bien facile de retomber derechef en icelles.

Et de plus il faut voir par les propres signes qui se remarquent en son corps, s'il est pur ou impur; s'il est impur en quelle region du corps réside l'humeur vicieuse & peccante, si c'est en la premiere, seconde ou troisiéme region: Et si cette humeur n'est que seulement alterée, estant cruë, ou legerement corrompuë, & telle qu'elle puisse estre remise en sa premiere bonté sans éuacuation faite par la nature ou par l'art; ou bien si elle est viciée; de sorte qu'ayant outrepassé les bornes de la nature, & estant entierement contraire à la nature, il la faille du tout extirper & éuacuer. En troisiéme lieu, si elle est vague & errante, ou au contraire, si elle est attachée & adherente à la substance des veines, ou des visceres, ou de quelques autres parties : Car celle-là fait que la maladie en est plus courte, & cede promptement au remede, & cette-cy difficilement; & que la maladie en est beaucoup plus fascheuse & obstinée : Si elle est adherente, sçauoir si c'est auec vne simple obstruction, ou bien auec tumeur & enfleure, qui se remarque en quelque viscere, ou autre partie molle ou dure au toucher, resistante, ou lasche. Car la tumeur, principalement la dure & inueterée ne se peut pas guarir de long-temps : & apres y auoir apporté vne preparation requise & suffisante. En quatriéme lieu, si l'humeur est vicieuse, sçauoir si elle est corrompuë, d'autant que celle-là dōne indication qu'elle doit estre promptement guarie & auec grande precaution, sur tout s'il y a de la fievre, & si cette corruption & cette pourriture est seule & simple; & de plus si la substance de la partie à laquelle elle est adherente est corrompuë & gastée : & en outre si cette corruption, est procedée de la longue contagion & adhesion de l'humeur corrompue, ou si elle a esté contractée dés la naissance & origine, comme de droit hereditaire. Finalement si elle est legere & recente, ou tellement enracinée que la partie ne puisse plus estre remise en son naturel & parfait estat, c'est à la verité vn tres grand vice, que la pourriture & la corruption de la substance d'vn viscere, ou d'vne partie interne, lequel y persiste toûjours encores que l'on purge & éuacuë entierement toute la mauuaise humeur, & qui à peine peut estre en façon quelconque corrigé par l'art, principalement s'il est hereditaire, ou s'il est grand & fort enraciné. Cette obseruation des causes internes est sur tout importante & necessaire, soit pour preuoir & predire, & pour guarir les maladies; d'autant que si c'est vne cause interne contre nature qui a produit la maladie & qui luy est conjointe & continente, ou bien seulement impliquée; de sorte que ou elle la fomente, ou elle rend ses accidens plus facheux, il ne la faut point negliger, parce que sans y auoir égard l'on ne peut pas bien parfaitement proceder en la cure de la maladie; il est donc de tres grande importance quand vne maladie arriuera à vn corps affecté de telle, ou telle façon, car celle qui suruiendra dans vn corps pur & bien constitué, elle aura des progrez certains & reglez: & celle qui arriuera en vn corps vicieux & impur, des accidens extrauaguans & inopinez; si bien que si quelqu'vn est surpris d'vne pleuresie par la force des causes externes, sçauoir pour s'estre trop promptement rafraischy apres s'estre eschauffé & exercé auec trop de violence, ayant le corps pur & remply de bonnes humeurs, & ayant les parties nobles & principales bien disposées, & que cette pleuresie soit pure & legitime, la saignée à l'instant l'adoucira tres-fort, & les autres remedes donnez la soulageront beaucoup, & sa coction se fera en de certains termes arrestez, & nuls outre accidens que ceux de la pleuresie trauailleront le malade. Pareillement s'il suruient vne fievre continuë, & qui procede d'humeurs corrompuës renfermées dans les grandes veines, a vne personne bien constituée en temps de pluye, & faisant voyage en vne saison fort chaude, & ayant la peau ou les pores bouchez, cette fievre estant simple elle sera seulement accompagnée de ses propres symptomes ; elle aura des mouuemens constans & non desordonnez, & arrestez à de certains jours critiques, & ses crises seront legitimes : Des son premier commencement sans auoir premierement pris aucune purgation, la saignée qui éuacuera vne gran de quantité & portion de la matiere corrompuë & renfermée, seruira extremement a sa guarison; & en apres on se seruira des medicamẽs detersifs, & attenuans, qui preparent le corps & le reste de la pourriture, afin qu'estant cuite & separée elle soit purgée & guarie, soit par l'art, ou par l'assistance, ou l'effort de la nature : Semblablement s'il arriue en vn corps pur vne fievre pestilentielle par contagion maligne de l'air infecté, elle ne produira seulement que ses symptomes ordinaires à son genre de fievre, & elle sera chassée & guarie par l'vsage des antidotes, & principalement des remedes cordiaux, & qui repriment la malignité sans qu'il soit besoin d'aucune éuacuation : Mais au contraire si nous supposons que d'autres personnes soient surprises de pareilles maladies, produites des mesmes causes, ayant auparauant le corps impur, ou les visceres mal constituées, leur regle ne sera point certaine, ny la crise asseurée, mais tous les accidens suruiendront en desordre, en confusion, & souuentes fois inopinement & presque à la foule, & tumultueusement;de sorte qu'il faudra incontinent changer & mesler les remedes, car s'il arriue vne pleuresie elle ne sera pas ni vraye, ni legitime, mais ou elle prouiendra d'vne fluxion froide,ou elle sera plus creuë à cause de l'habitude froide & pituiteuse du corps du malade, & de plus difficile coction,& dont il ne sera à peine rien éuacué par la toux, ny manifestement diminué par la saignée; mais des accidens extraordinaires & dereglez, comme grande suffocation, peruertiront l'ordre de son cours, sur tout si le malade a esté autrefois sujet à la courte-haleine; Et si vn semblable corps est attaqué d'vne fievre continuë ou mesme aussi pestilentielle, les symptomes de l'impureté, comme la douleur du cœur, la deffaillance, le degoust, le vomissement frequent, l'oppression, & autres pareils accidens changeront la propre condition de la fievre, si bien que son jugement & son issuë sera incertaine; & mesme aussi cette impureté remplissant les visceres & les premieres veines empeschera qu'aussi tost dés le cõmencement les remedes propres & destinez pour la fievre ne pourront pas seruir pour sa guarison, car elle requiert auparauant la saignée, d'estre purgée, non sans vne grande perte de temps & des forces, aussi la fievre en deuiét plus longue & plus difficile à juger & à penser, & plus dangereuse, & encores beaucoup plus s'il y auoit déja quelque viscere mal disposé: ces choses donc doiuent estre tres-bien obseruées auparauant que de se mettre à trauailler à la guerison d'vne maladie; & les negligeant & passant par dessus l'on ne peut rien arrester de certain dans le jugement & la cure d'aucune maladie.

CHAPITRE II.

Quel est le siege principal de la plethore & cacochymie, & quelles en sont les causes.

LA plethore ou plenitude qui est vne abondance d'vn bon & vtile sang, ou de tous les sucs ou humeurs, prouient principalement & sur tout des grandes veines, desquelles par anastomose, ou embouchure il se répand quelque substance subtile, ainsi que quelque matiere crasse du costé senestre du cœur, beaucoup remply, ensemble auec l'esprit vital dans les grandes arteres lesquelles estant enflées & estenduës non moins que les veines par leur abondance font paroistre vn poulx fort & puissant; & alors tant des grandes veines que des grandes arteres enflées par l'abondance des humeurs, il s'en fait vn espanchement dans les petites veines & arteres, & d'icelles dans la masse de la chair & toute l'habitude du corps, & ainsi la plethore remplit & estend les extremitez du corps & les muscles y causant vne grande force & vne couleur fort viue: & en apres en la premiere region du corps, qui est deuant les portes du foye, il n'y suruient point proprement aucune plethore, ni aussi ce n'est point plethore quand le ventricule ou l'estomach & les parties de dessous le ventre sont estenduës par l'abondance d'vn tres-bon aliment pris à temps, & dont elles en sont fort engraissées & enflées, mais c'est seulement quand cette grande quantité d'humeurs s'amasse dans les grands vaisseaux & dans l'habitude d'vn corps sain & bien constitué, par l'abõdance & affluence des bons alimens & boisson donnez & pris en temps & lieu : Et toute autre sorte de plenitude qui s'amasse dedans les vaisseaux de toutes autres causes, c'est plustost vne grande cacochymie, car toute cacochymie & impureté des humeurs procede ou de la mauuaise disposition des visceres, ou d'vn mauuais regime de viure, & non d'autres causes. Le foye, la ratte, le ventricule, & les parties prochaines, soit qu'elles soient infectées par intemperie, ou par impureté, ou par corruption de leur substance, elles engendrent des humeurs & des sucs qui leur sont semblables & corrompus d'vn aliment bien que pur & temperé, & l'aliment intemperé ou crasse ou gluant, ou corrompu ne pourra pas si parfaitement bien estre changé par la coction, qu'estant conuerti en sang ou en quelque autre humeur, qu'il ne retienne & ne ressente quelque chose de sa premiere condition & nature, & qu'il ne contracte quelqu'autre vice & defaut. Le principal siege & lieu de la cacochymie c'est la premiere region du corps qui comprend le ventricule, la ratte & la partie caue du foye & les parties voisines : car comme cette region est le reseruoir du boire & du manger, & dans laquelle ils sont enuoyez, ainsi c'est comme la sentine de tout le corps , dans laquelle toutes leurs superfluïtez & excremens sont rejettez, soit que le corps soit sain ou mal sain, ou soit que le boire & le manger soient purs ou impurs, d'autant que non seulement les restes & les excremens d'iceux, mais aussi que les humeurs superfluës de la coction du foye , & des sucs & humeurs portées dans les veines, & separées des bonnes humeurs , s'arrestent & resident en cette region : car la pituite cruë & superfluë s'amasse dedans le ventricule & les intestins membraneux & froids , comme estant leur propre excrément, qui est premierement aqueuse, & puis apres s'espaississant par la chaleur deuient muceuse, & d'icelle se fait la pituite vitrée, & enfin la plastreuse, qui est la plus crasse & espaisse de toutes , & qui s'attache le plus fortement dans les entrailles ; Dedans la bourse du fiel, & aux enuirons de la partie caue du foye , la bile jaune est en abondance, laquelle se conuertit par la chaleur en bile vitelline, puis en porracée, en ærugineuse, en cerulée, & en fin en bile noire , qui est la plus mauuaise & la plus pernicieuse de toutes. Dedans la ratte l'humeur melancholique & terrestre se ramasse, laquelle par adustion se change en bile noire, appellée la plus douce & mitigée , & ainsi dans la premiere region se renferment les humeurs superfluës, & icelles tantost pourries, & tantost non pourries , & quelquesfois elles sont en si grande & surabondante quantité, que de leurs propres reseruoirs elles se respandent dedans d'autres parties, & se jettent dedans le mesentere, le pancreas , & dans les intestins, dedans lesquelles par leur trop longue demeure elles se cõuertissent & engendrẽt des tumeurs tres dures & schirreuses. Et quelquesfois d'icelles elles passent par le foye dedans la seconde region du corps, qui sont les grandes veines, ou les grands vaisseaux, & de là enfin en la troisiéme region, qui est l'habitude de tout le corps, comme il se voit dans le mal caduc, la jaunisse noire, & en la leucophlematie. Quelquesfois, mais rarement les humeurs contenuës dans les veines se corrompent, & contractent de la pourriture & corruption, encores bien qu'il n'y aye aucune impureté dans les visceres, & ce parce qu'elles s'eschauffent & s'enflamment par vne trop grande chaleur, exercice & colere; elles se corrompent par l'inspiration d'vn air pesant, pourri, & pestilentiel, d'où vient, comme il sera dit incontinent, qu'il faut vser d'vne grande difference de cure; mais l'effort des causes externes est fort leger, le corps n'ayant de soy aucune mauuaise disposition; c'est pourquoy celuy-la se conduit bien temerairement & à l'aduenture en la cure de quelque maladie que ce soit, qu'il entreprend de guerir, negligeant de recognoistre l'estat & la disposition des visceres, ou des parties internes.

CHAPITRE III.

La maniere principale de retrancher la Plethore, & la Cacochimie, qui sont les deux causes communes des maladies.

LA Plethore, ou la repletion, qui a commencé déja d'estre pesante & fascheuse, sans danger toutesfois d'aucune maladie, s'oste insensiblement & seurement par l'vsage d'vn regime de viure leger, & mesme aussi par la faim & abstinence; mais celle qui menace d'vne maladie fort prochaine, il la faut promptement resoudre par la saignée, afin de la guarantir du danger, & rendre le corps sain & sauf, & celle qui a déja produit vne maladie, cõme vne fievre cõtinue, vn phlegmon interne, vne suffocation, hemorragie par la rupture, ouuerture, ou erosion d'vne veine, il la faut incontinent retrencher par la saignée, afin de coupper cours à la maladie, & pour faire que ce qu'elle a déja engendré soit de moindre durée; La Plethore qui n'est seulemẽt que concomitante à quelque autre maladie, & qui n'est point sa cause efficiente, comme celle qui se rencontre accompagner vne fievre intermittente, elle est aussi vtilement ostée par la saignée : car encores bien qu'elle ne retranche point la cause de la maladie, elle adoucit toutesfois plusieurs de ses symptomes, & fait que puis apres toutes les autres choses sont plus certaines,&que les remedes agissent bien plus asseurément & promptement. Par quelque façon donc que les veines soient enflées & turgentes d'vne grande abondance de sang chaud & boüillant, si le corps est bien charnu & bien dispofé, & que les forces, comme il arriue presque tousjours, soient grandes & puissantes, les matieres qui surabondent, & qui par leur trop grande quantité sont pesantes & nuisibles, on les peut sans aucun danger oster, encor bien qu'il semble que la saignée ne profite de rien, premierement & de soy à la guarison de la maladie; toutesfois, si la maladie est lente & ne presse pas, elle pourra estre seurement guarie en peu de temps, par vn leger regime de viure: Et quant à la Plethore impure, qui est vne grande cacochyme ou abondance de mauuaises humeurs, dans des semblables accidens, & en pareille necessité, il la faudra seurement retrancher par la saignée, ayant toutesfois auparauant purgé les entrailles, si elles ont engendré la maladie: car les veines enflées & estenduës, de quelque matiere que ce soit, peuuent estre seurement desenflées & vuidées par des accidens inopinez; de sorte que par cette éuacuation le malade soit soulagé, & éuite plusieurs dangers: & sans qu'il se rencontre aucune repletion, & que la matiere n'abonde point trop dans les veines, mais qu'elle soit en son entier, ou bien mesme deffaillante & en trop petite quantité, pourtant quelquesfois on la tire par la saignée, pour faire réuulsion, afin que luy ayant fait prendre vn autre chemin, & contraire à celuy qu'elle tenoit, ſon cours ſoit diuerti : ce qui eſt tres propre & conuenable de faire, quand le ſang ſortant contre ſa nature hors des veines s'eſcoule du nez, de la matrice, des hemorroides, par vomiſſement, & par crachement, ou bien quand ſe jettant ſur quelque partie il la menace de quelque Ereſipele, ou de quelque Phlegmon, ſoit que cela arriue de ſoy meſme, les veines eſtant rongées ou ouuertes, ou bien que les veines ſoient rompues par quelque accident ſoudain, comme par vn trop grand trauail, clameur, coup, contuſion ; & ce ſont là les genres des vices & maladies auſquelles la ſaignée apporte ſoulagement, soit pour ſon vtilité, ou par ſa neceſſité.

CHAPITRE IV.

La maniere principale d'oſter la Cacochymie.

QVant à ce qui eſt de la Cacochymie, à laquelle la purgation eſt propre & particuliere, il en faut ainſi ordonner. Si dans la premiere region du corps il y a encore quelque impureté, qui n'a pas encores engendré aucune maladie, d'autant que c'eſt vne cauſe generatiue des cruditez, on la peut corriger par vn leger regime de viure, ou bien par faim & grande abſtinence ; & pour l'impureté qui y eſt enracinée, & qu'vne diete legere & deſſicatiue, & la faim n'a pas pû oster, il la faut éuacuer ou par haut, ou par bas, ou ensemble par les deux façons, ainsi que quand elle est également respanduë par toutes les parties de la premiere region du corps : car alors il faut premierement purger le ventre auec vn clystere remollient ; en apres, si vne grande abondance de pituite crasse & gluante remplit les intestins, comme il se fait ordinairement, il la faut éuacuër auec vn clystere detersif donné puis apres, pourueu, si toutes autres choses le permettent, qu'il n'y ait point de pesanteur, tension, ou quelque dureté restée dans le bas ventre, & que tous les passages du ventre soient droits, libres, & sans empeschement. Apres auoir purgé le ventre, si le ventricule ou l'estomach est surchargé d'impureté, & qu'elle se porte en haut, soit par maux de cœur, ou desgouts frequents, il la faut purger par vomissement, qui sera premierement leger, & puis apres plus fort, s'il en est besoin: mais si dans les desgouts elle est pesante & fascheuse, & blesse l'estomach, l'estendant par trop, causant douleur, rots, rugissemens, desgousts des viandes, & amertume en la bouche, il la faut nettoyer & éuacuër auec vne potion preparée auec hiere, & ce souuentesfois par interualles, iusques à ce que tous les maux susdits, ou du moins la plus grande partie, soient cessez ; & par interualles on preparera la matiere qui sera restée auec vn apozeme attenuant & detersif, & par quelque liniment, ou bien aussi, s'il est necessaire, par quelque fomentation de mesme vertu & faculté. Que le regime de viure soit leger & de bon suc, & qui par la petite quantité de sa matiere conserue

le-

les forces en pareille ou peu moindre vertu, afin que la nature n'estant point empeschée par la trop grande abondance de nourriture, adoucisse & surmonte par sa coction les humeurs qui la blessent & l'offensent: Si pareillement le regime de viure est dessicatif & attenuant, les remedes auront bien plus de force, n'estant point empeschez par le meslange d'aucune autre chose: & ayant purgé le ventricule, ou l'estomach, on le fortifiera puis apres auec des remedes propres & conuenables: & si alors il reste encores des impuretez dedans les entrailles, n'y paroissant toutesfois aucune tumeur, ains seulement vne seule obstruction, qui se monstrera par la soif, ou par quelque amertume de la bouche (ainsi qu'en la simple ou double fievre tierce) ou par la debilité des forces, ou par vne mauuaise couleur de la face, (comme en la iaunisse) ou par vne mauuaise nourriture du corps, (telle qu'en la leucophlegmatie & atrophie, il les faudra plus fortement & plus souuent purger, non toutesfois auec de la Scammonée, de la Colokinte, ou du Turbith, parce qu'ils tirent les humeurs subtiles des parties les plus esloignées, laissant pour l'ordinaire les plus crasses, qui causent le plus souuent des obstructions; Mais si on reconnoist qu'il y aye quelque tumeur dure dedans le foye, ou dans la ratte, dans le Pancreas, ou dans quelque partie du Mesentere, & ce par le siege de la douleur, ou par quelque pesanteur fort grande, ou par vne fascheuse situation, ou par l'attouchement, ou par quelque resistance, il faudra continuer plus long temps les purgations, qui seront douces & preparées auec Senné, Agaric, & quelquesfois auec Rheubarbe, infusez dedans des decoctions de remedes detersifs & aperitifs, afin de purger l'humeur crasse & gluante, & auec le temps la pure & sincere; Et si les forces le permettent, il faudra derechef les reïterer, iusques à ce que petit à petit toute la tumeur soit ostée, & que le malade ne se plaigne plus d'aucune chose: Et cette methode de penser, oste insensiblement & sans blesser les forces, les vices enuieillis & enracinez, que les remedes les plus violens ne guerissent point auec leur grande violence, & le grand abbatemẽt des forces, & que les Anciens mesme ont iugé incurables, & il faudra mesler dedans ces purgations des remedes qui incisent & detergent l'humeur crasse & épaisse: par exemple, des plus for Apozemes, des fomentations remollientes, liquefiantes, & incidentes, & des linimens semblables, dedans lesquels l'on trempera de la laine grasse, ou vn emplastre de pareille vertu, afin qu'auec l'aide de tous ces remedes l'humeur soit renduë plus fluxible, & plus facile à la purgation; & si on recognoist enfin par les signes que i'ay obseruez dans ma Pathologie, que la partie tumefiée, apres mesme auoir desia esté raisõnablement purgée, a contracté vne grande deperdition de sa propre substance, ou si les forces deuiennent plus foibles & languissantes par la longueur de la cure ou de l'vsage des remedes, & qu'elles ne peuuent que tres difficilement souffrir la lõgueur & quantité des remedes, il faudra s'arrester au milieu de la cure, crainte de mettre en danger la vie de celuy auquel il est besoin d'aider.

auec conseil & prudence : Car l'esmotion causée par l'vsage des remedes, estant appaisée, le corps ayant pris son repos & sa tranquilité, il ne receura pas peu de profit & d'vtilité de la part des remedes desquels on luy aura fait vser; Et si alors le malade se sent soulagé & allegé, il y a esperance qu'on le pourra enfin guerir : mais si les mesmes accidens qui paroissoient auparauant subsistent, ou s'ils ne sont pas beaucoup plus doux, il n'y a pas peu d'apparence que la substance de la partie est fort gastée & offensée, tellement qu'elle puisse iamais receuoir sa premiere & son entiere constitution & santé : & alors il est plus à propos de pallier & d'adoucir le reste du mal, que de jetter le malade dans le peril, par des efforts inutils. Voila la methode & maniere principale qui se peut pratiquer pour bien & exactement purger la cacochymie, si la maladie n'est point lente ny extremement prompte & courte, soit qu'il s'y rencontre vne fiévre lente & longue, ou qu'il n'y aye point de fiévre; mais dans vne maladie aiguë & prompte, comme dans vne fiévre continuë, ou dans vne pleuresie, sur tout en celle dont l'impureté n'en aura pas esté cause, on ne la pourra pas à peine purger toute entierement auparauant que dans peu de temps la maladie aiguë ne soit finie : Maintenant il faut traitter de la purgation de la cacochymie, qui est dans les vaisseaux & dans l'habitude de tout le corps, & quant à celle-là vous ne pourrez pas à peine seurement commencer à la purger, auparauant que d'auoir pris garde à la premiere region du corps, qui est comme la sentine, & la premiere origine de toute l'impureté : & si quelqu'vn l'ayant negligée entreprend de guerir quelque maladie que ce soit, il conduit le tout ainsi qu'vn aueugle par le hazard & la fortune, ce qui me fait étonner des Anciens, qui sansen auoir parlé, ont traitté seulemẽt de la purgation des vaisseaux & de l'impureté de toute l'habitude du corps : l'impureté des vaisseaux, si elle est tres-grande, & fait bander les veines, on la retranche seurement, ainsi que j'ay dit, par la saignée ; mais celle qui est sans plenitude & repletion, si elle procede de causes externes, qui ayent corrompu le sang & les humeurs, on la pourra également oster tant par la saignée que par la purgation, & ayant tiré le sang corrompu il en viendra puis apres vn plus pur des entrailles saines, & des aliments de bon suc; mais si l'impureté de la premiere Region, ou vne mauuaise disposition des entrailles, comme il arriue presque tousjours, en a esté la premiere cause, la saignée n'y pourra de rien profiter, parce qu'apres que l'on aura tiré vn sang corrompu, il en sortira encores vn autre plus corrompu, & la saignée ne pourra pas espuiser la source de l'impureté, que la purgation seule euacuëra entierement en deliurant de sa saleté, premierement la region basse du corps, en aprés les grandes veines, & non pas en vne fois, & tout en vn coup, mais petit à petit & augmentant, comme j'ay dit cy-deuant, insensiblement la force des remedes, & iusques à ce que les vrines paroissent plus pures, & la couleur du corps plus viue, & les autres accidens plus adoucis,

& quant aux humeurs, qui pechent dans les vaisseaux, il est aussi necessaire de les preparer auec des fortes apozemes, qui ouurent les passages du ventre, & disposent les entrailles, incisent & attenuënt les humeurs crasses, & nettoyent les humeurs lentes & gluantes; l'vsage de toutes lesquelles choses se peut seurement faire, mais non pas sans obseruer les jours ausquels il se voit plus grand repos & tranquilité, & dans lesquels les signes de Coction paroissent: les vices des humeurs qui se sont respanduës dans l'habitude & les extremitez de tout le corps des parties inferieures, la purgation en purge les vnes & la saignée en evacuë les autres, car la saignée guerit le phlegmon, les charbons, les furoncles, les erysipeles, la vilaine galle, la lassitude tensiue, & toutes sortes de maladies qui suruiennent auec inflammation, ayant toutesfois auparauant purgé les entrailles & la premiere region du corps, si elles sont remplies d'ordures; & la saignée estant faite, il faut purger les restes de l'impureté auec vn medicament purgatif, dont la force n'arriue pas seulement iusques aux dernieres parties du corps; si nonobstant il reste encores quelque chose en l'extremité du corps, il la faudra euacuër par des remedes propres pour resoudre les vapeurs, & prouoquer les sueurs; mais s'il s'est ramassé quelque chose, & fait vne tumeur, par exemple vn phlegmon, vn charbon, vn furoncle, il faudra vser des remedes propres & necessaires; mais quant aux herpes, gratelle, iaunisse, l'eucophlegmatie, cachexie & autres semblables maladies, produites non pas par inflammation, mais par les vices des humeurs, la forte purgation les euacuë & chasse par le ventre; & apres auoir purgé le corps, les sueurs ou les vapeurs euacuent le reste, lequel toutesfois estant attaché & adherant en quelques extremitez comme aux articles, à la teste, aux aiselles, aux aines, aux jointures, en forme soit d'vn schirre, soit d'vn œdeme, ou d'vne tumeur plus lasche, ne se pourra pas oster & guerir qu'auec des remedes topics, remolliens, incisifs, aperitifs & digerens; Il a falu enseigner ces choses pour la guerison de chaques maladies, qui n'ont point besoin d'aucune euacuation; & telles sont les reigles de penser & guerir les maladies simples en effet seules, & non compliquées auec autres maladies; car l'on ne peut pas s'arrester à toutes les maladies compliquées: mais toutesfois si ces maladies simples se presentent quelquesfois diuersement, l'on pourra penser chacune d'icelles selon ce qui a esté enseigné cy-dessus: dans les maladies simples, je suiuray l'ordre que j'ay tenu en ma Pathologie; Et premierement, j'enseigneray la cure des fievres, en apres les maladies des parties qui sont au dessus du diaphragme; en troisiéme lieu, les maladies qui sont au dessous du diaphragme, & finalement les maladies des parties externes, qui sont attribuées à la Chirurgie, & ie ne m'arresteray point, ainsi que plusieurs font, à la mode des Empirics, au rapport d'vn grand denombrement de remedes; mais je montreray en qu'elle maniere, en quel temps de la maladie, & à qu'il les natures ils conuiennent, pendant combien de temps il se faut seruir d'vn chacun d'iceux, & quand il faut les laisser pour en prendre d'autres, afin de cõjoindre ensemble l'inuention des remedes, & la methode & maniere de s'en seruir, confirmée par ses propres signes.

CHAPITRE V.

Ce qu'il faut obseruer en la cure methodique des fievres.

IL faut maintenant mettre par ordre la Methode de penser & guerir les fievres, dont j'ay autresfois enseigné les differences & les causes Il y en a quelques-vnes qui suruiennent tout à coup, & dont on est certain du temps de leur commencement. Il y en a d'autres qui surprennent comme en cachette & insensiblement, & dont les commencemens sont si obscurs, qu'à peine le malade pense auoir la fievre, & que l'on ne peut pas connoistre qu'apres qu'elles se sont beaucoup plus augmentées; & en apres aucunes d'icelles commencent par frisson, ou tremblement, & les autres sans frisson ny tremblement, mais par vne grande chaleur, ou vne grande douleur de teste, ou vne grande soif, ou par quelqu'autre accident, & entre celles qui surprennent insensiblement, les vnes demeurent tousjours lentes & paresseuses, & les autres s'augmentent incontinent; jusques à qu'elles soient en leur derniere vigueur; car on remarque toutes ces sortes de differences non seulement dans les fievres intermittentes, mais aussi dans les fievres continuës, parce que qu'on voit souuentesfois que les fievres continuës trauaillent deux & trois iours auec vne certaine inégalité tantost de chaleur,& tantost de froid,c'est pourquoy l'on ne peut pas certainement discerner aucun genre de fiéure par la maniere de son commencement,toutesfois quand elle a déja commencé de venir par froid, ou par chaleur, ou par quelqu'autres accidens, il l'a faut adoucir autant qu'il est possible par des remedes les plus benings, & puis apres qu'elle aura quitté sa premiere ferueur, il faut reconnoistre, auparauant de commencer à sa propre cure,de quelle espece de fievre elle est & cōbien elle est grande & violente,dautant qu'il arriue rarement que sans aucune relâche elle augméte continuellement,ou qu'elle subsiste deux jours dans vne mesme violence, toutesfois si cela arriue il faut iuger que c'est vne espece de fievre synoche, si bien que quand vne fievre a de la relâche,ou dés le mesme iour, ou dés le lendemain,il faut voir la cause pour laquelle cela est ainsi arriué; si l'accez qui auoit commencé par horreur ou par frisson, se termine par vne tres-grande & abonte sueur vniuerselle, & le malade estant essuyé, la fiéure le quitte du tout, c'est vne fiévre intermittente pure & simple, dont le lendemain on reconnoistra l'espece, mais si apres la sueur la fievre continuë, c'est vn meslange d'vne fievre continuë & d'vne fievre intermittente, principalement, si elle demeure long temps dans son estat, toutesfois auec le temps elle deuient ou simple intermittente, ou continue ; & ainsi pour l'ordinaire les fievres en leur commencement sont fort diuerses, & estant d'vne nature incertaine, elles sont puis apres reduites en l'vne de deux genres de fievres : & s'il ne paroist aucune sueur, la fievre est simple continue, encores qu'elle aye commencé par quelque petite horreur & fremissement, mais pour sçauoir si elle est ardente ou continuë il le faudra cõnoistre par la violence de leurs accez, & par leurs propres signes, & si c'est vne fievre continue tierce, le troisiéme iour le fera certainement apparoistre, & si alors la saison est pestilentielle, il faudra craindre que la fievre ne participe de la malignité du temps, & pour lors il faudra prendre bien garde à ses propres signes, dautant qu'elle se glisse presque dans toutes les maladies ; en apres la fievre lente est en son commencement tres-difficile à reconnoistre, & elle ne se peut discerner qu'auec le temps, & d'autant que le malade croit perdre ses forces sans auoir la fievre, il en faut juger selon la constitution des entrailles, & veoir si enfin elle ne menace point d'vne fievre hectique, & d'autant que la fievre symptomatique accompagne tousjours quelque autre maladie, comme la pleuresie, la peripneumonie, le flux hepatique, & autres semblables maladies, on la reconnoist par leurs propres signes, encores que ces premieres maladies, par exemple l'abscés des poulmons & & du foye, demeurent fort long temps cachées

& sans estre descouuertes : & auec vne fievre symptomatique, il se mesle aussi quelquesfois vne fievre premiere & essentielle, sçauoir quand le malade sent auoir la fievre auparauant que la maladie de la partie se manifeste ; donc de toutes ces choses & par les propres signes de chaque fievre il faut discerner au second iour qu'elle est l'espece de la fievre, & iuger pareillement, de quelque espece qu'elle soit, sa grandeur & violence ; or on iuge de la violence de la fievre par la violence de son accez, tout ainsi que de son estat par sa malignité, parce qu'en chaque genre de fievres continues, quelquesfois la fievre est douce, & quelques fois elle est violente ; & en apres il faut preiuger la grandeur de sa cause par les choses qui ont procedé ; car si la fievre a pris le malade sans qu'il y aye paru quelque cause euidente, & comme de soy-mesme & auparauant que d'estre arriuée, le malade a senty grande pesanteur & lassitude par tout le corps, des veilles, desgouts & nausées, & s'il a vescu long temps d'vn mauuais regime de viure ; & si quelque euacuation ordinaire, accoustumée & vtile luy a esté arrestée, la cause interne de cette humeur, qui fomente la fieure, est en en grande abondance, & au contraire en petite quantité, si les choses contraires ont precedé, & il faut connoistre qu'elle est cette humeur, si elle est simple ou composée, des signes qui ont esté cy-deuant enseignés, qui montrent qu'elle humeur domine, & les especes des accidens montreront en quelle partie du corps, se iettera principalement l'humeur, qui est la cauſe de la fievre, & qui eſt preſque touſjours enfermée dans les grandes veines, & quand ou les nauſeées, ou le vomiſſement, ou le mal de cœur ou des entrailles, ou la tenſion, & la peſanteur, ou le dégouſt ou l'amertume de la bouche ont beaucoup trauaillé le malade, la maladie ſe iette & reſide principalement dans le foye, dans les entrailles, & quand il s'y rencontre peſanteur aux lombes, ou douleur & chaleur des reins, elle eſt dans la grande veine qui eſt couchée ſur les lombes, & quand il y a grande chaleur au cœur & difficulté de reſpiration auec peſanteur en la poictrine & aux coſtés, la maladie eſt dans le cœur & la veine caue qui luy eſt prochaine; & quand le le malade ſent grande douleur de teſte & battement aux temples, des veilles exceſſiues, peſanteur de teſte ou aſſoupiſſement profond, le mal eſt en la teſte & au cerueau: quand enfin on eſt trauaillé d'vne grande peſanteur de membres ou laſſitude, ou douleur dans les extremitez & ſuperficies du corps, le mal eſt dans l'habitude & ſuperficie du corps, & il ne faut pas ſeulement obſeruer tres-exactement ces circonſtances au commencement, mais auſſi pendant tout le cours de la maladie; En troiſiéme lieu, quand on a desja reconnu l'eſpece de la fievre & ſa violence, il faut prendre bien garde à la conſtitution du malade, & ſur tout à qu'elles maladies il a eſté autresfois ſujet, pour voir & apprendre par autres ſignes ſi le vice n'eſt point ou dans le foye ou dans la rate ou dans le ventricule, & s'il n'a point quelque autre mauuaise disposition ou dans les reins, ou dans les poulmons, ou dans la teste, & alors il faut aussi considerer ce que i'ay dit des autres accidens, sçauoir s'ils ne prouiennent point de la propre essence de la fievre & de sa cause, ou d'vne certaine mauuaise disposition inueterée, parce que negligeant d'obseruer ces circonstances, l'on ne peut point guerir la maladie, mais apres les auoir desja soigneusement bien examiné, il faut commencer à proceder à la cure, & si on iuge que la fievre ne soit pas grande, violente & aigue, l'on ne laissera pas passer le second iour sans aucune euacuation; car souuentesfois les maladies qui au commencement estoient legeres, s'augmentent extremement en peu de temps: c'est pourquoy non seulement incontinent dés le commencement il faut vtilement purger dans les maladies fort aigues, dont la matiere est turgente suiuant la Doctrine d'Hippocrates, qui n'auoit seulement que des forts medicaments purgatifs, mais aussi en celles qui sont en quelque façon que ce soit aigues, & le second iour qui est presque tousjours plus tranquile, il faut purger, ayant auparauant preparé les humeurs sur le soir du premier iour auec des syrops ou auec vn clystere: & dans les maladies lentes & legeres, il ne faut pas tant presser la purgation, mais bien attendre & surseoir iusques à ce quon soit plus asseuré du genre de la maladie, sur tout si la condition du malade, ou son aage, ou la constitution de l'air n'est pas bien propre à la purgation; si dés les premiers iours on n'a pas pour quelque occasion que ce soit vsé de la purgation, il faut ordonner des remedes dés le premier iour que l'on est appellé, comme si la maladie commençoit, apres auoir consideré toutes les circonstances susdites cy-dessus dés le commencement. Voila ce qui m'a semblé deuoir dire en general de toute sorte de fievre qui commence, maintenant il faut montrer plus particulierement qu'elle sorte d'euacuation, quels remedes, & enfin, quelle cure & quel regime de viure sont plus conuenables, soit en la maladie qui ne fait que commencer, ou qui est desja beaucoup auancée dans son cours.

CAAPITRE VI.

Des Causes, Signes & Cures des fievres Ephemeres.

IL faut iuger que la fievre qui surprend vne personne qui a le corps bien pur & bien disposé, tout soudain & sans horreur & frisson, par la violence des causes externes est vne fievre Ephemere : car les causes euidentes & susdites n'engendrent point tout en vn instant vne fievre putride, sinon quand il y a desja vne mauuaise disposition dedans le corps, parce qu'encores que dans la fievre ephemere les esprits soient allumez, & que les bonnes & pures humeurs soient seulement échauffées, toutesfois estant esmeuës elle causent souuentesfois des frissons par leur acrimonie, & la fievre se termine par sueur, c'est pourquoy il faut prejuger que la fievre est Ephemere, laquelle a ainsi pris tout a coup, s'il paroist vne chaleur spiritueuse qui se soit fort augmentée sans acrimonie, & si le corps est en quelque sorte abbatu, le pouls, plus viste, plus frequent, & plus violent sans inegalité, ce qui est vn signe accoustumé de la pourriture & corruption, si l'vrine n'est point differente de la naturelle ny en couleur ny en substance, ny dans les choses contenuës en icelle, & s'il a esté remarqué vne violence extraordinaire faite par les causes externes, & qu'auparauant toutes les fonctions estoient bonnes & parfaites, cette fievre est tres-difficile à reconnoistre, mais tres-facile à guerir, & si elle n'est pestilentielle, elle est entierement sans danger, & elle a accoustumé presque toûjours de finir dans vn iour, & insensiblement, la chaleur se dissipant tantost par sueur & tantost par la seule transpiration, & quelquesfois dans certaine occasion estant plus violente, elle continue deux ou trois jours : Et certainement il n'y a qu'vne methode commune de guerir toutes les fievres Ephemeres, car les esprits & les humeurs esmeus & échauffez, doiuent estre appaisez tant par la tranquilité de l'esprit, que par le repos du corps & le sommeil, & en ce rencontre il faut euiter tout bruit & toute sorte de mouuement, & le trop grand iour, & si la necessité ne le requiert, ainsi que quand elle est causée par trop grande abstinence ou inantion, il ne faut point que le malade mange du tout, iusques à ce que la chaleur aye cessé; & le manger conuenable sera orge mondé, vn boüillon preparé auec vne poule, ou du veau ou du chevreau, dedans lequel on aura fait boüillir de la laictuë, ozeille, buglosse & pourpier, du pain cuit dans le boüillon, & quelque peu de ces viandes trempées dans suc d'ozeille ou jus de citron, en apres des œufs frais & mollets, & sur tout les jaunes; pour les fruits, des raisins doux & aigrets, & pour la boisson, l'eau pure & froide, s'il n'y a quelque debilité dans les visceres ou entrailles, ou bien que l'on aura fait auparauant boüillir seule ou auec de l'orge, où dans laquelle on aura fait infuser de la reglisse, ou dissous du sucre, ou du vin blanc bien clairet & subtil & bien trempé d'eau, & quant à la soif, qui pendant l'accés de la fievre tourmente beaucoup le malade, il la faut appaiser auec syrop violat, de iuiubes, ou capilaire, ou auec vn julep rosat; ou parce que ces syrops estans doux sont desagreables, on y adioustera du ius de limons ou de citrons, où on meslera de ces ius de limons ou de citrons, dedans quatre ou six fois autant d'eau que l'on donnera à boire aux malade, & sur la fin de cette fievre le bain d'eau douce est fort vtile, si l'on ne doute qu'il y ait de la pourriture, ou distilation, ou fluxion, comme aussi si le ventre est trop resserré, il n'y aura point de danger de le lascher auec vn clystere remolient, & rarement il ne faut faire vne plus grande euacuation par les remedes de l'art, parce quelle se fait entierement de soy-mesme, & tellement que le malade est guery : & voila la commune methode de guerir toutes sortes de fievres Ephemeres: & enfin comme il y a plusieurs especes de fievres selon le nombre des causes externes, qui sont accompagnées de plusieurs differens accidens, ainsi il y a plusieurs sortes de remedes conuenables pour les guerir : car la fievre Ephemere qui a esté causée par vne trop grande chaleur de l'air & par vne ardeur brûlante du Soleil, ou pour s'estre baigné, ou auoir esté dans les Estuues, elle se rencontre rarement sans qu'il n'y ait grande douleur de teste, laquelle il faut appaiser auec vn oxyrrhodin simple, ou dans lequel on aura mesle de l'huille de Nenuphar ou de Pauot, ou quelque peu d'onguent Populeon, ou bien auec de l'Cxi-rat simple, ou autre composé auec eaux distillées de roses de plantain, de morelle, de betoine, & d'vn demy-septier de vinaigre, & de ces remedes tantost chauds & tantost froids, il en faudra fomenter non seulement le front & les tempes, mais aussi arrouser le deuant de la teste : Et quelquesfois aussi la fievre Ephemere est produite des causes contraires, comme quand ayant le corps fort chaud & brûlant, on s'expose tout incontinent à l'air froid, qui épaissit & constipe la peau, & empesche que les humeurs échauffées ne puissent s'exhaler, ou quand on se met dans vn bain froid ou alumineux, ce qui n'arriueroit point si les parties internes estoient pareillement froides, comme il se fait en ceux qui cheminent en Hyuer : en cette fievre il faut ouvrir les pores, en frottant legerement la peau, ou en oignant le corps auec quelque huile conuenable, ou en prouoquant la sueur, ou faisant mettre le malade dans vn bain chaud ; mais si le frisson suruient dans le bain, il faut l'en faire sortir promptement, car c'est signe qu'il y a de la pourriture amassée, autrement si les pores estoient plus long temps tenus bouchés, il faudroit craindre que la fievre n'en fut rendue putride : La fieure Ephemere causée par trop grand mouuement & exercice pour auoir trop cheminé, ou pour auoir trop peiné & trauaillé, est accompagnée de lassitude des membres & des muscles, qu'il faut addoucir auec vne legere & douce friction ou onction, faite auec huiles doux & non épais, comme auec huile violat, ou auec huile de camomille, ou de lys : & quand la fievre commencera de quitter, il faudra faire doucement suer le malade auec des fomentations, ou bien aussi auec vn bain doux, dont le propre est d'appaiser les douleurs causées par la lassitude : il faudra vser de pareille cure, si la fievre Ephemere a esté causée par vne violente douleur de dents, ou par vne colique, ou vne douleur nephritique ; comme aussi la maniere de la guerir n'est pas beaucoup dissemblable, si elle a esté produite par des tres-violentes passions de l'esprit, comme par vne colere ou vne fureur tres-grande ; alors il faut ordonner la tranquilité de l'esprit, & le diuertissement & plaisir, & arrester la ferueur boüillante de la bile auec vn regime de boire & manger refraichiſſant, & defendre le vin ; mais celle qui eſt engendrée par les veilles, & l'eſtude des lettres, par trop profonde meditation, par des ſoins & triſteſſe, elle eſt plus lente & moins boüillante, & le pouls eſt plus languiſſant & plus petit ; c'eſt pourquoy la fievre Ephemere arriue rarement par ces cauſes ; auſſi celle qui par hazard en eſt produite, & paſſe ſes propres bornes & limites, & ces cauſes perſiſtantes elle deuient pour l'ordinaire fievre longue & lente qui engendre la maigreur, ou qui fait tomber en chartre : en cette fievre il faut par toutes ſortes de moyens réjouïr le malade, reueiller ſes eſprits, fortifier le cœur auec des remedes cordiaux, & le fomenter auec des Epithemes odorans, il faut reparer les eſprits perdus & diſſipez par le ſommeil, & les bõnes humeurs qui ont eſté conſommées par des bons aliments, & par l'vſage moderé de bon & odoriferant vin ; & enfin humecter le corps auec le bain ſans prouoquer la ſueur. Il faut preſque traitter de meſme celle qui aura peut-eſtre eſté cauſée par inanition exceſſiue & immoderée, ſoit par vn jeûne, ou vne ſoif inſupportable, ou ſoit par vne euacuation volontaire, ou faite par la trop grande violence d'vn remede, mais la trop grande inanition & la trop grande faim engendrent rarement la fievre ; car celle là principalement appaiſe les humeurs, & les eſprits, & ne les émeut, ny ne les excite pas, & le plus ſouuẽt rafraichit le corps ; car s'il arriue que la bile en ſoit échauffée, il en faut plutost craindre vne fievre putride, qu'vne fievre Ephemere : & pour empescher qu'elle ne suruienne, il faut ordonner vn regime de viure refraischissant & humectant mesme dés son commencement ; & encores plus sur son declin : mais la repletion immoderée, tant celle qui est engendrée par la retention des excremens de nature, que celle qui prouient de la trop grande chere, & de l'vsage des alimens trop chauds, est la cause la plus ordinaire, qui produit la fievre, du commencement en effet Ephemere, mais qui deuient en apres putride, si elle s'échauffe dauantage, ou si elle continuë plus long temps ; car premierement si les esprits & les humeurs sont infectés & allumés par la mauuaise vapeur des excremens retenus, il survient douleur de teste, & par leur poids le corps s'appaisantit, & sont là les propres accidens de cette fievre, & sur toutes choses il faut promptement procurer toutes sortes d'euacuations naturelles & accoustumées, relascher le ventre trop resserré auec vn clystere remollient, & prouoquer l'vrine supprimée, ou qui ne coule qu'en petite quantité, comme aussi les sueurs arrestées outre nature, auec des remedes diaphoretics, & les hemorroides, ou les mois des femmes qui retardent contre leur ordinaire ; & pareillement vne vlcere vieille & fistuleuse, de laquelle des long temps il n'a sorty de la saine ordinaire ; & cette sorte de fievre Ephemere est facilement conuertie en fievre putride ; c'est pourquoy si les causes d'icelle subsistent elle dure plus longtemps, & si l'impureté fait estre ou fait croire la pourriture estre prochaine, on pourra l'empescher par vne purgation ou par vne saignée commode, si la plethore ou repletion est desia fort grande & facheuse, car la fievre Ephemere qui sera causée par vne fluxion soudaine d'vne humeur vn peu froide descendue dedans les aines ou sous les aiselles, ou dans quelqu'autre partie du corps, demande la purgation : tout ainsi que la saignée celle qui sera arriuée par frisson d'vn épanchement ou irruption de sang subtil & boüillant, dedans les cuisses, ou dedans autres parties du corps, en forme d'vn erysipele, ou qui aura esté engendrée d'vne demangeaison de la gale, par des furoncles, ou vn abscés externe, car toute sorte d'abscés interne produit la fievre putride : & en apres la repletion excessiue & immoderée d'vn tres-bon & tres-excellent aliment, lequel estant difficilement cuit & digeré, engendre des cruditez, est cause pour l'ordinaire de la fievre, & encores beaucoup plus si elle prouient d'vn aliment fort acre & fort chaud, comme pour auoir beu extraordinairement d'vn tres-fort & tres-puissant vin, & pour auoir mangé de la moutarde, du nasitort, des aulx, ou des viandes, ou herbes fort chaudes & odorantes : en la premiere rencontre le ventricule est estendu, & le plus souuent fait douleur, la teste est remplie de vapeurs, les tempes battent fort, & le corps est rendu paresseux, pesant & inquiet ; c'est pourquoy outre le repos &

le rafraischissement, qui est la cure commune de toutes les fievres, l'abstinence & la diete estroite est tres-vtile, si toutesfois la soif est violẽte & insupportable, il faudra permettre au malade de boire, comme aussi si la fievre s'est augmentée, & s'est rendue plus fascheuse, il faudra prouoquer le uomissement, & ordonner la purgation, & mesme auparauant que la crudité aye esté cuite par la chaleur naturelle: s'il paroist quelque certaine vapeur de matieres bruslées & rosties, on purgera le malade auec de l'Hiere en poudre, ou de la Rheubarbe, ou du Sené ou du Catholicon, si bien preparés, qu'ils purgent parfaitement le ventricule, & la premiere region du corps, & la purgation sera dautant plus necessaire si la fieure prouient d'auoir mangé par trop & hors de raison des fruicts, comme des pesches, pomes, fraises, pepons, melons, concombres, raisins, laict & toutes choses qui se corrompent promptement dedans l'estomach; car si la corruption s'arreste plus long temps dans le ventricule, & les parties de la premiere region du corps, ou si de là elle penetre dedans le foye & dans les grands vaisseaux, corrompant auec les esprits, les humeurs & le sang, elle engendre la fievre putride, c'est pourquoy il l'a faut promptement purger, encor bien que quelque partie d'icelle aye esté éuacuée de soy-mesme par vomissement, ou par dejection du ventre, dautant que la seule mauuaise odeur de la corruption a esté pour l'ordinaire le commencement de la fieure putride, & puis apres il faut ayder la coction par l'vsage de l'electuaire diarrhodon, ou *d'aromatico rosato*, ou d'escorce de citron confite, ou de myrobalans, ou de noix muscades confites, ou d'vn condiment preparé auec iceux, il faut aussi fortifier l'estomach en le frottant auec huile de Mastic, de Nard, de Mente ou d'Absynthe, & ce iusques à ce que la coction se fasse bien; & que la debilité de l'estomach soit du tout cessée : si le declin de la fievre Ephemere est long & difficile, & si elle ne se termine point ny par sueur ny par moiteur, ou si apres la sueur le pouls est frequent & se rencontre inégal, ou que la douleur de teste, ou la soif, ou quelqu'autre accident continue, & que ny apres deux ny trois iours il ne se remarque pas vne pureté entiere dans les humeurs, il faut certainement craindre qu'elle ne se change en fievre putride : & enfin ie n'ay pas estimé deuoir en façon quelconque obmettre de dire qu'en l'exercice de la Medecine, on reconnoist qu'il y a de certaines fievres, tant continues qu'intermittentes, qui sont en quelque sorte douteuses, & que l'on ne peut pas certainement rapporter & mettre au nombre des fievres Ephemeres, ny en quelqu'autre genre de fievres putrides; car il s'en voit quelques-vnes qui durent au de là du troisiéme iour, & qui quelquesfois dés le mesme jour s'aigrissent. & ce, ou cependant que le manger se cuit dans l'estomach, ou qui sur le soir n'ayant eu aucune intermission pure & entiere, sont en effet douces, & de ſorte que le malade à peine eſtime auoir la fieure, par la viteſſe & frequence du pouls, par la laſſitude & peſanteur du corps, ou par la reſolution & diſſipation des forces, & qui auſſi ſe montrent clairement mauuaiſes par des accidens plus faſcheux & plus mauuais, & quelques-vnes terminées par vne pure & entiere intermiſſion ſans aucun ſentiment d'horreur ou de friſſon, paroiſſent legerement, comme i'ay dit, eſtre aigries & crues, ou quand la coction ſe fait, ou ſur le ſoir, ou par quelqu'autre occaſion; & de ces ſortes de fievres, quelques-vnes procedent d'vne tres-violente demangeaiſon, de la galle, des furoncles, des apoſtemes & abſcés externes, & d'vne defluxion d'humeurs acres; & quelques-vnes auſſi de cruditez rebelles, ou de la bile échauffée & boüillante ſans pourriture, d'vne qualité à demy mauuaiſe des humeurs qui ſont dans la premiere, ou autres regions du corps; car cette vicieuſe qualité d'humeurs, eſt en demy-acheminement à la pourriture, dans laquelle pour le plus ſouuent la maladie ſubſiſte, c'eſt pourquoy i'ay guery toutes ſortes de fievres auec vn peu de rafraiſſement, & ce faiſant la nature ſeule corrigeoit le vice de la mauuaiſe qualité des humeurs, & ſi le regime de viure a peu ſeruy, i'y ay de plus adjouſté la ſaignée, ou la purgation conuenable, & ainſi la gueriſon s'eſt bien toſt ſuiuie.

CHAPITRE VII.

Des fievres Putrides.

L'Ignorance des causes & des parties affectées a rendu non seulement chez les anciens Medecins, mais aussi chez plusieurs des Modernes, la cure des fievres putrides fort douteuse & peu certaine : car on n'a point bien connu les humeurs qui pechent en cette fievre, ny les lieux dans lesquels elles se pourrissent : Car, par exemple, ils disent mal & faussement qu'vne mesme bile est la matiere dont se fait la fievre intermittente & la continue, comme aussi la fievre ardente ou chaude ; c'est pourquoy apres auoir laissé leurs opinions suiuant les hypotheses & principes autresfois donnez sur cette chose, nous enseignerons leur cure non seulement bien éprouuée par la theorie, mais aussi par vn long vsage, & plusieurs obseruations, estant plustost conduit par la verité que par le tesmoignage & l'authorité de quelques-vns: si l'horreur ou le frisson surprend quelques malades, & commençant premierement par les extremitez du corps, & s'augmentant insensiblement esbranle & secouë tout le corps, & que puis apres il ressente vne chaleur acre & seiche auec vn pouls prompt, frequent & inégal, qui cause en suitte, dans le plus violent poinct de l'accez, vne soif inépuisable, vne douleur de teste, & vne extreme chaleur au cœur, & des inquietudes & jactations continuelles & fascheuses par tout le corps, & l'accez ayant duré plus de douze heures, & n'estant pas entierement finy apres vne grande chaleur, & vne sueur tres acre : de sorte toutesfois que hors l'accez aucun de ces symptomes ne paroisse point, on pourra juger que c'est vne fievre tierce exquise & pure, & principalement si la nature & l'aage du malade, la saison & la disposition du temps y concourent; ce qui sera confirmé par le prochain accés, soit qu'il soit certain & stable, ou qu'il anticipe, ou qu'il retarde, sa cause prochaine & continente est vne bile superflue, à sçuoir jaune, ou bien aussi porracée ; mais pure, & nullement meslée auec aucune humeur froide, qui est non seulement sur-abonte ou trop boüillante, mais aussi qui se pourrit dans son propre reseruoir, ou aux enuirons de la partie caue du foye ou dans le pancreas ou dans les parties prochaines, & dans lesquelles elle ne s'est point accumulée ny endurcie, ny qui n'est point trop fort adherante a aucune partie, & telle qu'elle ayè produit aucune tumeur dans les visceres : mais qui estant subtile se coule & se respand librement dans le corps; c'est pourquoy si elle n'est point arrestée par quelque obstruction, elle a accoustumé de se resoudre par la violence de l'accez, & de sortir par les vomissemens, par les dejections du ventre, par l'vrine, ou par la sueur ; & ainsi c'est vne fievre tierce exquise, qui est briefve & courte, & qui ne passe point, & ne dure pas plus de sept accés : Et elle est dautant plus briefve & courte, ou que la matiere est en moindre quantité, ou qu'elle est plus subtile & coule plus facilement, & à ceux ausquels elle ne sort pas ainsi dehors petit à petit dans les accés, il faut esperer qu'elle se purgera plus abondament sur la fin ; & comme par vne maniere d'euacuation critique, qui la guerira entierement : Les accés s'augmentent iusques au quatriéme accés, lequel a accoustumé d'estre le plus violent de tous, tant par la longueur de sa durée, que par sa violence & son acrimonie, ceux qui suiuent apres ils declinent iusques au septiéme, & s'il s'en rencontre quelqu'vn qui s'addoucisse plustost, elle se termine auparauant le septiéme accés, & si elle ne deuient douce, que plus tard, elle dure beaucoup plus longtẽps: c'est pourquoy le quatriéme accés est l'estat & la plus grande force & vigueur de la fievre, & les accés suiuans sont le declin : & rarement la fievre tierce se termine ainsi que la fievre continue par vne soudaine crise ; mais pour le plus souuent elle se resout lentement, & quelquesfois pendant tout le cours de la fievre l'vrine paroist pure & auec sediment, c'est à sçauoir quand la bile ne se repand pas beaucoup dedans les veines : car quant elle y est portée, elle est extremement trouble, & apres le quatriéme accez elle s'éclaircit & le sediment descend en bas, car pour lors elle est moins remplie de bile, & les fonctions de la chaleur naturelle sont moins empeschées : c'est pourquoy les signes de coction ne paroissent point dans le commencement, ny dans l'estat des fievres intermittentes ainsi que dans les fievres continuës, mais presque tousiours dans leur declin, parce que desia vne grande parti de la matiere peccante est épuisée, & toutesfois ce ne sont point les signes de la matiere maligne, mais de la coction des viandes, ny aussi pour cela la bile superflue & sur-abondante, qui se pourrissant est la matiere des fieures intermittentes, ne reçoit point pareillement de coction, ainsi que la pourriture, qui estant renfermée dans les grands vaisseaux fait & produit la fievre continue,

CHAPITRE VIII.

De la fin des fievres continuës, & que les fievres se terminent par crise, resolution, & changement.

LA fievre continue se resout entierement dans la troisiéme sepmaine; car soit qu'elle soit vne fievre synoche, ou vne fievre ardente, ou vne fievre continuë, si elle est premiere & exquise, la matiere d'icelle est renfermée dedans les grands vaisseaux qui sont entre les aiselles & les aines, & n'estant point attachés en aucun viſcere ny en aucune partie, mais flottant dedans la capacité des veines auec le ſang & la ſeroſité ; elle a accouſtumé dans cét eſpace de temps d'eſtre digerée & appaiſée, & n'eſtant adherente à aucune partie, d'eſtre jettée & miſe dehors, & cette expulſion eſt ſa reſolution critique ou ſa fin : elle ſe termine auſſi par changement en vne autre ſorte de fievre, parce que c'eſt vne certaine eſpece de criſe imparfaite, en laquelle la nature ne peut entierement jetter dehors la matiere, & quand elle s'arreſte ou dans quelque viſcere, ou dans les aines, ou dans quelqu'autre partie dans laquelle elle engendre vne nouuelle maladie : ce changement qui eſt vne certaine eſpece de criſe, ſe fait du moins dans la troiſieſme ſepmaine, mais celle toutesfois qui ne ſe termine point en vn inſtant par vne criſe, ny par vne excretion ny par vn changement, ſe finit comme par vn abſcez, & toutesfois ou dedans le quatorziéme, ou vingtiéme jour ſa grande ferueur, & la grande violence de ſes ſymptomes la quitte, & ce ſans aucune, ou par vne bien petite & imparfaite criſe, & de ſorte cõme ſi elle auoit changé d'eſpece & gente, & ſe finit petit à petit & apres vne lente & longue durée, & apres grand nombre de jours, & ſon declin eſt fort long, & eſt dite ſe reſoudre petit à petit par la coction ; car l'humeur vicieuſe qui ſe meſle auec le ſang dans les veines, comme auſſi le ſang qui eſt dans les veines, eſt tout vicieux, il a accouſtumé d'eſtre conſommé entierement dans l'eſpace de vingt ou trente jours, & de se renouveller presque tout, si on fait vser au malade de bons & purs aliments, & s'il ny a point quelque mauuaise disposition dedans les visceres & & dedans les entrailles: S'il arriue donc, que quelque fievre dure plus de vingt jours dans vne pareille, ou mesme aussi dans vne plus grande acrimonie & violence, il l'a faut iuger estre vne fievre symptomatique, & qu'elle est produite par quelque phlegmon ou abscez interne, ou de quelque pourriture attachée en quelque viscere, & il faut sur tout souhaitter la fin d'vne maladie qui se fait & arriue auec vne crise, parfaite, & telle qu'ayant jetté dehors toute la matiere qui faisoit la maladie, & n'en laissant chose quelconque, cause vn tres-grand repos & rend la santé entiere & parfaite: mais celle qui se fait petit à petit & insensiblement, comme elle est fort ennuyeuse par sa longueur; elle n'est point aussi du tout asseurée, & souuentesfois il y a grand danger de recidiue; tellement que si sur son declin, le malade ayant encor le corps impur, commet quelque faute au gouuernement de sa santé, il retombe facilement malade; enfin aucune crise d'vne fievre putride continuë est bonne & parfaite qui se fait par sueur, encores bien que suiuant la doctrine d'Hippocrates, la sueur qui arriue en vn jour critique, profite beaucoup, & addoucisse la ferueur & la violence de la fievre, s'en estant ainsi dissipée vne certaine subtile partie & portion d'icelle, toutesfois elle ne peut pas jetter dehors la matiere la plus crasse qui se pourrit: & qui est le fomes ou l'entretien de la fievre; cõme aussi le flux de sang qui arriue au iour critique, ou des narines ou des hemorroides, ou de la matrice, encores qu'il termine la fievre cõtinue, toutesfois il ne peut pas resoudre la fievre synoche, & la fievre ardente: & l'on ne voit point qu'il cause vne parfaite & asseurée crise à cesdites fievres, parce qu'il ne jette seulement dehors qu'vne petite partie de l'impureté auec vne grande portion du meilleur sang, & ce auec vne grande perte & abbattement des forces.

Vn seul abscez, comme les parotides, ou vn seul bubon ne peut pas resoudre & dissiper entierement vne fieure mais si plusieurs de costez & d'autres sortent au dehors, ou s'ils causent par tout dans les iointures & les membres des tumeurs fluantes, ils peuuent bien resoudre la fievre, mais certainement non sans vne tres grande difficulté, parce que les douleurs causées d'icelles ne tourmentent pas peu le malade, si bien qu'elles sont presque tousiours accompagnées d'vne certaine fievre lente, & pour lors la fievre se termine plustost non par crise, ny par resolution, mais par mutation en vne autre espece de fievre: il n'y a donc que la seule dejection du ventre volontaire qui guerisse asseurement & parfaitement la fievre continue, parce qu'elle seule peut entierement mettre & jetter dehors la matiere pourrie de la fievre déja cuite & disposée à l'euacuation, & descharger & deslivrer les visceres & les grands vaisseaux remplis d'vne grande affluence de pourritures & d'ordures, sans la perte des forces & l'affoiblissement de la nature.

Le vomissement guerit pour l'ordinaire les fievres intermittentes, mais non pas les fievres continuës; car encores que le ventricule & les parties se deschargent facilement par le vomissement, toutesfois les grandes veines se purgent bien plustost par les dejections du ventre, au moyen des veines, qui du foye se vont rendre dedans les intestins.

Ayant donc reconnu l'espece de la fievre, on peut de là juger si elle n'est point mortelle & par quelle façon selon sa nature elle devra se terminer facilement, vtilement, parfaitement & seurement, & si elle doit estre resolue par crise: & maintenant il faut expliquer comment il faudra qu'elle soit conduite par la nature pendant tout le cours de la maladie, pour arriuer à vne conuenable & parfaite crise: Et premierement, je desire qu'vn chacun s'exerce en la consideration des fieures exquises: La fieure qui dés les premiers jours se connoistra estre continue par sa grande violence, force, & ses symptomes ordinaires, il faudra juger sa fin dans le quatorziéme iour, si elle garde vne reigle exacte en son mouuement & en son cours; & premierement elle surprend tout à coup & son accez vient à vne heure manifeste & certaine, car la fieure qui sera suruenue tout à coup, se terminera aussi tout à coup s'il n'y a rien qui l'empesche; mais celle, qui surprenant le malade, comme en cachette & insensiblement, & apres vne longue lassitude, & inégalité, n'aura point vn commencement manifeste de sa venue, ne peut estre terminée ny tout à coup, ny par aucune sorte de crise, car le commencement & la fin de la fieure sont pareilles.

En apres la fieure qui suruient non par aucune violence, mais dans vn tres-grand repos de corps & d'esprit: par exemple sur la fin de la nuict & du sommeil, est beaucoup plus fascheuse & dangereuse, que celle qui arriue par la force & violence de quelques causes externes, parce que toute la cause externe de sa naissance est au dedans du corps: & la fieure dont i'explique l'espece & le cours, soit qu'elle aye esté produite ou par quelque cause externe ou non, surprend tout à coup, a vn commencement certain, qui est quelquesfois doux & benin, & quelquesfois acre & violent, & s'augmentant insensiblement iusques au septiéme iour, bien qu'elle ne trauaille pas tousiours le malade auec vne pareille violence, les vrines sont les deux premieres iours que la pourriture n'a pas encores surmonté les humeurs, non beaucoup dissemblables des vrines saines mais puis apres la pourriture s'augmentant, elles sont crasses, espaisses, rouges & troubles: mais quelquesfois aussi dés le commencement elles sont crasses, espaisses, rouges & troubles, & incontinent apres elles paroissent obscuremẽt cuites, & ont demeuré ainsi presque

iusques

iusques au septiéme iour, & le septiéme iour de la maladie, il se fait vn grand effort & émotion, qui est suiuie ou d'vne sueur, ou d'vn deuoyement volontaire de bile par bas, & telle qu'elle est saine & salutaire, & qui fait esperer qu'il suruiendra vne crise parfaite: l'émotion du septiesme iour estant passée, les vrines monstrent vne coction apparente dans les humeurs, & pour lors c'est le temps de la veritable augmentation de la maladie, encores que depuis cét effort en cette émotion souuentesfois les symptomes d'icelles s'appaisent & s'addoucissent ainsi que par vne crise imparfaite, car le malade en est beaucoup soulagé, & quelquesfois il est sans fieure: Or suiuant le dire d'Hippocrates, il ne se faut point fier ny asseurer sur les choses qui ne soulagent point auec raison; la coction persiste quelquesfois dans les vrines, & quelquesfois elle ne paroist plus, & puis apres elle reuient & se montre, & l'onziéme iour ou la fieure reuient, ou elle s'augmente, & c'est là la vigueur ou la plus grande violence de la maladie, qui dure presque iusques au quatorziéme, & ce mesme iour-là, & quelquesfois le treiziéme iour la fieure s'échauffe auec plus de violence & auec les signes d'vne parfaite coction, c'est assauoir auec vne hypostase ou sediment blanc, leger & égal, & quand cette violence & ferueur decline, la fieure se termine & finit à l'instant, & ce par vn desuoyement par bas d'vne grande abondance d'humeurs bilieuses, qui dure vn iour entier, &

mesme aussi le lendemain : & apres cette grande émotion, & cette grande éuacuation & déuoyement de ventre, le malade en deuient necessairement plus foible & plus debile ; mais toutesfois si cette crise a esté parfaite, il ne reste plus de fievre, ny aucune douleur de teste, ny enfin aucun symptome ou autre accident de fievre, mais vn tres-grand repos & tranquilité par tout le corps : il suruient toutesfois à plusieurs vne sueur, principalement en dormant, qui est la derniere de toutes les éuacuations. La soudaine & parfaite guerison de la maladie est celle dont le declin & la fin est tres-briefve & tres-courte, & qui dure seulement tant que le ventre jette dehors par ses dejections la matiere peccante & nuisible ; mais si la crise n'a pas esté entierement parfaite, le flux de ventre ayant esté arresté ou supprimé, il demeure encores quelque peu de fievre, qui est accompagnée de symptomes legers, mais qui finissent bien tost apres ; & pour lors la fin de la maladie est beaucoup longue & plus euidente quand pendant la fievre plusieurs sueurs sont suruenues.

Si, ce qui arriue rarement, vne fievre fort aiguë doit se terminer par crise au septiéme iour, dés le premier jour qu'elle surprend elle trauaille & tourmente tres-fort le malade ; & les vrines sont rouges, crasses, épaisses & troubles, & le quatriéme iour il paroist quelque certaine coction, qui se montre encores dauantage par le repos qu'en reçoit le malade,

& elle dure iusques au septiéme, sans qu'il aye aucune, ou certainement vne tres legere & tres mediocre relasche : & pour lors faisant vn grand effort & grande violence, il suruient tout à coup vne crise par vn flux & desnovement de ventre, qui est tantost parfaite, & tantost imparfaite; & la fievre qui se doit terminer l'onziéme jour, est accompagnée d'accidens qui sont doux & mediocres, & cette sorte de crise est fort rare, & celle qui ne doit finir par crise qu'au vingtiéme ou vingt-vniéme iour, dés son commencement elle est fort lente, & au septiéme jour il paroist vne tres-grande crudité dans les humeurs, qui dure iusqu'au onziéme, & souuentesfois iusqu'au quatorziéme iour, qui ne s'addoucit presque point que premierement la coction n'aye paru, & ce quelquesfois par quelque euacuation imparfaite, & quelquesfois aussi sans qu'il arriue aucune euacuation; car il se voit rarement que sa violence dure bien grande iusques au vingtiéme iour, & apres auoir eu quelque relasche sur le vingtiéme iour, elle s'augmente & s'allume, de sorte que ce faisant vn grand effort & émotion dans le corps, elle se finit enfin par vn flux de ventre bilieux, qui souuentesfois continuë plusieurs iours.

Il faut icy remarquer en passant, que la violence de la fievre & ses accidens s'addoucissent pour le plus souuent, d'abord que les signes de coction commencent de paroistre, & par l'vsage & l'experience, nous n'auons point obserué, que dans l'estat & le temps de la coction, tous les accidens ſoient à lors plus faſcheux; ny qu'ainſi qu'Hyppocrates l'a enſeigné, que toutes choſes ſoient douces & legeres quand elles commencent & quand elles finiſſent, & quand elles ſont en vn eſtat de confiſtence, qu'elles ſoient plus violentes & plus faſcheuſes; ce qui arriue d'autant qu'auparauant la coction nous n'auons pas peu oſté & retranché de la matiere morbifique, laquelle eſtant purgée & euacuée, la fievre & ſes accidens s'appaiſent & s'addouciſſenr : peut-eſtre auſſi qu'Hippocrates a eſtimé que dans l'eſtat de la maladie tous les accidens ſe rendoient faſcheux, quand on en laiſſoit toute la cure à l'operation ſeule de la nature, & que toute la matiere morbifique eſtoit entierement reſeruée pour la criſe, & pour lors auec tres-juſte raiſon, la criſe ſe fait auec tres-grand effort & violence, & l'eſtat, qui precede la criſe eſt auſſi accompagné de tres-grande violence & émotion.

La cure des fievres continuës.

Et d'autant que dans cette grande violence & cette criſe, il y a du danger, il eſt certainement tres à propos d'oſter & d'euacuër beaucoup de temps auparauant, quelque peu de la matiere qui cauſe la maladie, afin que toutes les choſes qui ſuruiendront puis apres ſoient plus tranquilles & plus aſſeurées; car encores que par la ſaignée & les medicamens purgatifs, on aye deſia purgé & euacué beaucoup de la matiere morbifique, la nature pourtant gardant ses mouuemens en des certains temps arrestés, elle trauaille & paracheue la coction des humeurs, & enfin la crise en son iour critique, mais toutesfois auec vne bien moindre violence & euacuation; c'est donc ce que fait l'Art de la Medecine dans les maladies qui ne sont pas de soy mortelles, qu'elles soient plus briefves & plus courtes, & qu'elles se terminent & finissent auec vne bien plus grande tranquillité, & quelquesfois aussi elle rend salutaires celles qui estoient quelque peu mortelles : & voila le formulaire, & le model des fievres continuës qui se finissent par crise auec santé.

CHAPITRE IX.

Des fievres continuës, qui ne se terminent point par crise.

SI vne fievre continuë ne se doit point terminer & finir par crise, à peine le pourra-on reconnoistre dés le commencement, mais bien dans son cours, principalement quand les signes de coction paroistront, ce qui se pourra ainsi reconnoistre, dautant qu'il ne suruient point de vomissement, ny aucun cours ou flux de ventre bilieux, ny qu'il sort point facilement du corps aucunes sueurs, & que la purgation qui se fait auec les medicamens, n'est pas assez facile & assez libre ; & de sorte que la nature ne s'aide point de soy-mesme à se descharger, les passages de la purgation, estans comme bouchés & enfermés, ou les humeurs estant extrement rebelles ; car rarement la nature fait vne crise parfaite, que premierement elle ne l'aye fait paroistre par quelque certaine euacuation volontaire : au contraire, quand tous les passages sont ouuerts & libres, les humeurs obeissent facilement aux medicamens purgatifs, & quelquesfois, principalement aux iours d'indice, ou de crise, il suruient des vomissemens, ou des flux de ventre volontaires, le malade estant plus soulagé, on en peut esperer la crise : donc la fievre continuë que l'on espere deuoir estre salutaire, la coction ayant desja paru, si elle n'a fait aucun effort par quelque euacuation volontaire, se resoudra insensiblement & petit à petit par coction & digestion : Car encores bien qu'elle ne face aucune euacuation volontaire, elle ressent toutesfois des redoublemés aux iours critiques, ausquels la nature monstre qu'elle est la maistresse ; & quand ou au septiéme iour, ou au quatorziéme, ou au vingtiéme les signes d'vne parfaite coction apparoissans, elle a eu des redoublemens extremement violents, elle a de la relasche puis apres tout le reste du temps de sa durée, & la coction continuant elle decline insensiblement, iusques à ce qu'elle aye enfin du tout quitté, sans qu'il soit arriué aucune euacuation : & ce temps-là est le declin de toute la maladie, qui est long en effet, & qui dure quelquesfois plus que toute la maladie; & celle qui se resout sans aucune euacuation, & insensiblement par coction, elle reuient facilement, & au premier & moindre manquement que l'on fait, parce que le corps ne demeure pas par icelle si parfaitement pur & net, que par vne crise parfaite; car retenant encores quelque chose de la malignité precedente, si l'on fait quelque faute ou dans la trop grande quantité & la qualité des aliments, ou par le trauail, ou par les veilles, il naist & sort vne nouuelle pourriture du vieil leuain resté, & l'on retombe facilement dedans la premiere maladie: mais le corps estant bien & parfaitement purgé par la crise, l'effort des causes externes & manifestes, ne peut plus rien faire.

Et enfin il y a vne troisiéme solution des fievres: qui se fait par changement: car quelquesfois la fievre continue se change (& pour le plus souuent en Automne) en fievre quarte, & cela arriue, quand les humeurs qui sont dans les veines sont fort crasses & espaisses; & telles qu'elles n'ont pas pû estre entierement chassées dedans le ventre, ou quand il y a vne grande obstruction & épaisseur dedans les entrailles, qui empesche les humeurs peccantes & la matiere, qui fait la maladie, de pouuoir estre iettée dedans le ventre, par ces causes la matiere peccante de la fievre chassée dedans les veines par la force & vigueur de la nature, qui s'est renduë maistresse, ne pouuant pas passer & descendre dedans le ventre, elle l'arreste au milieu des entrailles, où estant attachee & arrestee, & retenant la pourriture selon la nature & la disposition du lieu, c'est à dire des entrailles, elle fait vne fievre intermittente, qui n'est sur tout differente de la continuë, que de la situation, & lieu de sa matiere, & ainsi presque semblablement quelquesfois la nature poussant & chassant la matiere peccante des veines, aux extremitez du corps, elle cause sur la fin des douleurs dans les iointures, au moyen de la crise qu'elle tente & tasche de faire, & laquelle toutesfois elle ne peut operer; & ainsi nous voyons quelquesfois sur la fin de la fievre sortir & venir des bubons & des apostemer.

En apres quant à ce qui est de ces fievres desquelles lon dit que la matiere est turgente, il faut considerer quels efforts & violences elles font pour reconnoistre quelle sera enfin leur issuë; & la cause qui fait leur violence, n'est pas vne simple pourriture; mais vne certaine particuliere malignité de l'humeur peccante prouenuë ou d'vne tres grande acrimonie, ou d'vne qualité veneneuse, qui fait que l'humeur ainsi agitée ne peut s'arrester en aucun lieu, mais qui, bien que renfermée dedans les plus grandes veines est portée de costez & d'autres, tout ainsi qu'vne mer orageuse, & qui souuentesfois se jette des veines sur quelque partie noble; or l'on reconnoit que la matiere est turgente, en ce que dans cette fievre, encores qu'aucune douleur violente ne presse pas trop, & que l'on ne ressente pas vne chaleur trop vehemente, l'on remarque toutesfois vne tres-grande esmotion dans le corps du malade & des tres-fascheuses inquietudes, desbattemens & de iactations; à quelques-vns, il suruient des douleurs tantost en vne partie, tantost en vne autre; & quand la matiere s'est arrestée en quelque lieu, il arriue pour lors des accidens beaucoup plus fascheux; tellement que quelques-vns ressentent vne tres grande difficulté de respiration, les poulmons estans oppressez, & sont en tres-grand danger d'estre suffoquez, & quelqu'autres sont surpris de deffaillances de cœur, & syncopes tres-dangereuses, que i'ay veu quelquesfois durer plus de vingt-quatre heures sans aucun pouls & sans mourir; à quelques-vns ils suruient vn violent crachement de sang les veines du poulmon estant ouuertes par vn grand effort, & à quelques autres vn delire, quand l'humeur s'est portée dans le cerueau, & puis apres sa violence & sa chaleur estant appaisée, vn profond assoupissement; & quelquesfois elle est iettée sur les parties externes du corps, auec grandes douleurs, comme s'il deuoit suruenir & sortir vn abscés, tantost sous les aiselles & dans les aines, tantost sur les costez, & ce auec vne toux, & vne difficile respiration, & vn crachement de sang, tout ainsi que si c'estoit vne veritable pleuresie: d'où vient que le jugement de l'issuë des maladies aiguës, & sur tout dont la matiere est turgente, est entierement (ainsi que dit Hippocrates) incertain; car elles sont presque douteuses, & leurs accidens sont inopinez, & ce à cause de l'impetuoſité de la matiere turgente, & encores que la coction des humeurs paroiſſe desja, le ſalut n'eſt pas certain & aſſeuré; & les accidens qui arriuent dans ces fievres par la violence & l'impetuoſité de l'humeur, comme douleurs de coſté, vomiſſemens & crachemens de ſang, grains de pourpre, bubons, parotides ou oreillons, deffaillances de cœur, ou ſyncopes, ne doiuent point eſtre eſtimées vne parfaite criſe, bien que quelquesfois ils terminent la fureur & la malignité de l'humeur, car ils n'oſtent pas tout le reſte de la pourriture, qui eſt la principale cauſe de la fievre; mais il luy eſt neceſſaire d'vne autre plus grande & vniuerſelle euacuation, qui ſoit la criſe de toute la fievre; c'eſt pourquoy les parotides, ou le delire, ou le profond aſſoupillement, ne terminent point la fievre entierement: Iuſques icy i'ay expliqué l'ordre & la maniere que tiennent les fievres continuës ſalutaires, & auſſi qui ſe terminent ou par vne ſoudaine & prompte criſe, ou par vne coction inſenſible, ſoit que leur matiere ſoit turgente ou non: maintenant il faut traitter des fievres mortelles, quel eſt leur cours, leur progrez & leur iſſuë, & pareillement des fievres peſtilentilles.

CHAPITRE X.

Des fievres Mortelles & Pestilentielles.

LEs commencemens d'ordinaire des fievres mortelles sont le plus souuent semblables à ceux des fievres salutaires, & leurs violences , & la vehemence & nature de leurs symptomes ou accidens, n'est point differente ; mais par leurs cours & leur progrez on reconnoist le genre & la nature de l'vne & de l'autre : car quelquesfois dés à l'instant que celle-là commence elle tourmente & trauaille le malade auec vne tres-grande violence , & persiste ainsi tousjours, quelqu'autresfois n'ayant eu que des commencemens fort legers , & n'ayant surpris que petit à petit , estant arriuée à vne extreme violence & malignité ; elle le suffoque entierement ; & toutesfois quand la fievre commence & l'vne & l'autre paroist salutaire , & rarement dés les premiers iours les signes mortels se manifestent , c'est pourquoy au commencement il ne faut point si tost predire chose quelconque de la maladie , mais laisser toutes choses dans le doute , & encores bien que quelques accidens viennent à s'addoucir, & que de là l'on en puisse esperer quelque chose de meilleur , toutesfois tant que les vrines paroisſent troubles, ou cruës, l'eſperance eſt touſjours douteuſe & incertaine, & le malade eſt entre l'eſperance & la crainte : principalement ſi la fievre eſt aiguë & douteuſe : car quelquesfois dans les fievres legeres les vrines eſtant crues (ainſi que dans quelques fievres tierces) la ſanté & le ſalut eſt certain & aſſeuré : ſi puis apres au quatriéme, ſeptiéme ou autre iour critique ou enuiron, il paroiſt vne manifeſte coction, il y a auſſi eſperance, ſi elle continue puis apres : car vne coction interrompue eſt infidelle, mais la coction qui preſeuere, & qui deuient de iour en iour meilleure, eſt vn ſigne d'vne ſanté aſſeurée, pourueu que la fievre ne ſoit point peſtilentielle, & qu'elle ne participe point de quelque malignité occulte : quelquesfois en vne fievre peſtilentielle ſimple, l'vrine paroiſt cuitte pendant tout ſon cours : mais en la fiévre peſtilentielle putride, encores que l'vrine qui auoit eſté trouble ou crue, la pourriture eſtant puis apres ſurmontée, face voir des ſignes de coction, neantmoins ſa malignité cachée demeurant, fait ſouuentesfois mourir le malade : quelquesfois auſſi (mais fort rarement) en vne fievre putride ſimple, qui ne participoit point d'aucune malignité peſtilentielle, i'ay obſerué apres que les vrines auoient long temps paru cuites, que le malade eſt mort, ſans qu'il y aye eſté commis aucune faute : c'eſt pourquoy il ne ſe faut pas touſiours fier aux vrines, ſi l'on ne voit de toutes parts des meilleurs ſignes, ſur tout du pouls & de la vigueur des forces du malade.

Dans vne fievre putride aigue, qui n'est point accompagnée d'aucune malignité, si les vrines paroissent crues, ou bien aussi si elles se monstrent obscurement ou long temps à demy cuites, & passent de la sorte le quatorziéme iour: si la nature dans le cours & progrés de la maladie ne fait point quelqu'vtile evacuation par la bouche, par le ventre ou par les sueurs, dont le malade en demeure soulagé, toute la matiere de la maladie demeurant au dedans au onziéme, ou au quatorziéme, ou si la fievre est plus violente au septiéme iour, pour lors la maladie est encores fort douteuse; & alors, soit que les accidens s'augmentent, ou s'addoucissent, les signes de coction paroissent, l'on en peut certainemedt espererla santé, non pas par le moyen d'vne crise: mais par vne lente & longue coction, qui est en effet accompagnée d'vne longue durée de maladie: mais si toute sorte d'euacution naturelle estant arrestée & supprimee, il paroist dans les vrines de la crudité, ou bien aussi vne plus lente coction, & si dans vne maladie fort aigue, il ne s'y remarque au septiéme iour vne coction euidente, & dans vne maladie plus douce, au quatorziéme iour elle est dangereuse: & puis apres, soit que les accidens s'augmentent, soit qu'ils s'appaisent, si la crudité continue, le pouls est plus foible & languissant, & les forces s'abbattent, & la maladie tend à la mort, la nature succombant sous la force & la violence d'icelle; & puis dautant plus que ces accidens seront mauuais, plus la mort ſera proche. & les conſiderant attentiuement, ſi vous obſeruez diligemment combien les forces ſe diminueront, ou combien elles pourront reſiſter à la maladie, vous pourrez juger & predire quand le malade mourra.

L'on peut quelquesfois reconnoiſtre dés le premier commencement de la maladie qu'elle eſt mortelle, quand commençant auec vne tres grande fureur & violence, elle ſuffoque & eſteint preſque les forces & la chaleur naturelle. ou par la grande abondance ou la malignité de l'humeur corrompue & pourrie, auec vne grande difficulté de reſpiration, vomiſſement & nauſées, vn pouls petit & frequent, vn grand abbatement & deffaillance de tout le corps, & les vrines eſtans troubles: & cette maladie qui dés ſon premier commencement eſt accompagnee de ſi dangereux & de ſi perilleux & mortels ſignes & accidens, ne peut eſtre à peine guerie par l'Art de Medecine; car encores que l'on ordonne en temps requis & à propos des ſaignées, purgations & autres euacuations, ou bien meſme auſſi qu'il en ſuruienne d'elles meſme de bonnes & vtiles, par le moyen deſquelles vne partie de l'humeur peccante & mauuaiſe eſt oſtée & euacuee, toutesfois les ſignes mortels ſuſdits demeurent, ou bien auſſi deuiennent plus mauuais, ou il en ſuruient de nouueaux: Tellement donc que quand l'on voit dans le progrez de la maladie que toutes choſes vont de la ſorte, le ſalut & la vie ſont entierement deſeſperez.

Il y a vne autre sorte de maladie mortelle, qui dans le commencement va & marche plus lentement, & qui n'est pas beaucoup differente de celle qui est simplement cruë, & certainement cette maladie est doubteuse : car encore qu'elle aye auec soy des signes mortels, ils peuuent neantmoins estre corrigez, & cette maladie qui estoit ainsi legerement mortelle, par l'aide & l'assistance de l'Art de Medecine, peut estre renduë salutaire ; en vne maladie crue les vrines sont presques semblables à celles des maladies mortelles, & toutesfois il n'y a point de signes mortels, & tant que cette maladie est crue, elle peut estre facilement changée en vne maladie mortelle, ou par quelque faute ou negligence : or dans le progrez de la maladie, l'on peut connoistre par ce que i'ay dit cy-dessus tout maintenant, comment & en quelle sorte la maladie se pourra changer : vne maladie qui est simplement salutaire, n'est pas beaucoup crue, & n'a pas des signes de mort, & bien qu'elle ne soit aidée par aucune assistance de l'Art de Medecine, & que l'on commette quelque legere faute dans le regime ou la crue, elle ne laisse pas toutesfois de soy mesme de se terminer à la santé.

CHAPITRE XI

De la Cure des fievres.

QVand dans les accés il suruient vne grande euacuation volontaire de bile, la fievre peut estre entierement terminée & guerie sans aucun medicament : mais quand il n'y en a point ou, en fort petite quantité, il faut vser des remedes, crainte que la negligeant elle ne change l'espece de la fievre, & qu'elle ne deuienne plus mauuaise, ou plus longue : c'est pourquoy aussi tost dés le second iour apres que l'accés sera passé, & que l'on aura essuyé le malade qui aura sué, & qu'il aura mangé, & ayant eu huit heures ou enuiron de repos, il lui faudra faire prendre vn medicament purgatif, mais quelquefois aussi plus tard : si lon espere que l'intermission & la relâche sera longue, pendant laquelle on pourra auant le prochain accez purger entierement le malade, & ce d'autant que principalement la premiere region du corps est sale & remplie d'impureté, en laquelle l'humeur peccante flotte & vague, & qui n'est point, comme i'ay dit, r'enfermée : aussi tost dés son commencement il faut en temps & & à propos en purger quelque partie ; & sur tont s'il y a, ou vne amertume grande en la bouche, ou vne grande douleur de cœur, ou des

des nausées, ou que l'appetit soit perdu, ou vne douleur en l'estomach, & dans les entrailles, ou s'il s'y rencontre vne suffocation qui presse beaucoup, mais si ces accidens ne s'y remarquent point, & s'il n'y a rien qui presse, l'on pourra differer de dõner le medicament purgatif ou la medecine au malade apres que le secõd accez sera passé, & neantmoins cependant le temps de la relasche il faudra preparer les humeurs auec vn clystere remolient & detersif, & auec vne Apozeme qui ouurira doucement les obstructions, composée de racines de Cichoree, Ozeille, Chiendent, Endiue, Agrimoine & Adianton, ou auec du Syrop Capilaire, ou de Cichorée simple, & pendant les accés on luy pourra donner du Syrop aceteux & de Limons : Mais si l'occasion bonne & à propos de purger le malade s'est passée par quelque cause que ce soit, il l'a faudra ordonner dés la premiere fois que l'on sera appellé : & la purgation bonne & conuenable sera preparée auec de la Manne, de la moelle de Casse, de l'electuaire de l'Enitif, de Catholicon, ou bien si les accidens de l'estomach ci-dessus mentionnez demandent vne plus grande detersion, auec vne infusion de Rheubarbe, vne decoction de Sené, ou bien meslez ensemble, & accommodez se on la façon & la mani re que jay enseigné en vn autre lieu, qui seront propres & conuenables a la nature & a l'aage, au pais & region du malade, & a la saison & disposition du temps : mais aussi ie n'approuuerois pas l'hiere ſimple, parce qu'elle enflamme tres-fort les humeurs & principalement la bile, & cauſe la fievre aux bilieux, l'Aloës n'eſtant pas lauée, ny auſſi les Myrabolans, parce qu'en effet par leur adſtriction, ils reſtreignent les humeurs & reſſerrent les paſſages; & pour cette raiſon la Rheubarbe eſt incommode & nuiſible à pluſieurs, ſi elle n'eſt preparée auec des remedes aperitifs & doux: De plus, je n'aggreerois pas les Medicamens acres, qui ſont compoſez auec de la Scamonée & du Turbith, meſlez auec quelque peu deſdits Medicamens doux, ſi ce n'eſt peut-eſtre pour des perſonnes fortes & robuſtes, qui ne peuuent eſtre que difficilement purgées, ou bien en Hyuer, & en vn temps & ſaiſon fort froide & rigoureuſe: & quand à cette purgation, encores que, comme j'ay dit, vn peu de preparation y ſoit vtile, elle n'y eſt pas toutesfois neceſſaire, d'autant qu'il ne paroiſt point de coction dans les vrines, parce que ou l'humeur ſe porte de ſoy-meſme dehors ſes premiers lieux, ou en eſt facilement tirée,

La ſaignée eſt nuiſible à la fievre tierce vraye & exquiſe, d'autant qu'elle oſte l'humeur bonne, vtile & neceſſaire, en laiſſant la mauuaiſe, l'impure & la nuiſible; car en cette fievre le corps a accouſtumé d'eſtre foible & attenué & d'auoir peu de ſang: & il ſe rencontre en la partie caue du foye vne tres-grande abondance de bile fort acre & boüillante, qui eſt la matiere de la fievre, que la ſaignée n'oſte & n'e uacuë point du tout, & qui par consequent ne diminuë en façon quelconque la substance ou la matiere de la maladie ; bien au contraire si le sang sort de soy-mesme, ou s'il est tiré par la saignée ou autre operation de Medecine en trop grande quantité, l'on remarquera pour le plus souuent que la bile se rendra plus boüillante & violente, & que la fievre s'échauffera dauantage ; c'est pourquoy ceux-là font vne grande faute, qui voyant vne vrine crasse & jaune ordonnent a l'instant la saignée; car cette vrine ne montre point qu'il y ait trop grande abondance de sang, ny aussi son inflammation, ainsi que celle qui est chaude, bruslante & enflammée, & qui est rouge en effet, mais bien elle fait paroistre vn espanchement de bile sortie du foye, qui dans la fievre tierce tout ainsi que dans la jaunisse, & dans l'hydropisie ne se mesle point auec la sustance du sang, mais auec sa seule serosité, principalement au temps de la force & vigueur de l'accez ; c'est pourquoy ayant fait peut-estre ouurir la veine, vous ne l'a voyez point estre meslée auec le sang, n'y se prendre & cailler auec luy, n'y aussi que le sang en soit soüillé, mais bien que sa serosité en soit toute remplie, laquelle estant puis apres jettée dans les vrines au temps de la relasche ou de l'intermission paroist beaucoup plus pure : neantmoins si quant cette fievre suruient, le corps est en vn embonpoinct, bien gras & bien charnu, & de bonne habitude & disposition, & que les veines soient grosses, enflées & fort remplies & estendues par vne trop grande abondance do sang, & montrent qu'il y ait plethore & repletion grande dans le corps, pour raison dequoi les accidés de la fievre soient rendus plus fascheux & plus mauuais, comme s'il y a vne grande douleur de teste, battement des temples, difficulté de respiration, pesanteur de corps, lassitude phlegmoneuse, & vne tres-grande inquietude & debattement, à lors il faut saigner, & ce à cause de la trop grande phletore & plenitude de sang: & pareillement s'il suruient à vne fievre tierce vne pleuresie, ce qu'il faut certainement faire, nõ pas à cause de la fievre, mais à raison des autres accidens qui l'accõpagnent d'ailleurs : En la plethore ou en la trop grande repletion d'humeurs, si la saignée ne soulage point, elle ne peut pas toutesfois nuire, & c'est ainsi qu'il faut ordonner de la saignée en la fievre tierce.

Si l'on voit par les vrines plus claires & plus belles, que par la purgation l'impureté des humeurs, ou bien la plus grande partie de la bile peccante & nuisible a esté ostée & euacuée, & que le malade en est en quelque façon soulagé, & que l'accez aye esté ensuite plus court & plus doux, & que les accidens ayent esté plus benings & faciles à supporter, il faut esperer que toute la maladie en sera courte, & briefue: & pendant le reste du temps de sa durée & de son cours il faudra resoudre les obstructions auec des Syrops mediocrement rafraischissans & aperitifs, & l'on aydera à l'ouurage de la nature, afin qu'il n'y reste aucune chose, comme auec vne Apozeme composée de Cichorée, d'Endiue, d'Ozeille, de Chiendent, Agrimoine, Hepatique, & semences froides majeures & mineures, comme aussi auec du Syrop Capillaire, & de Cichorée simple, auquel on adjoustera quelquesfois vne partie de Syrop Aceteux simple; car souuentesfois la fievre tierce vn peu plus douce, & dont la matiere n'est que fort peu corrompue & pourrie, est purgée & euacuée par vne simple & douce purgation: & est mesme aussi souuentesfois resolue & terminée par des grosses galles salles & bruslantes qui sortent d'elles mesmes aux enuirons des levres & du nez, ou narines, encores bien que quelquesfois elles ne soient que des seuls signes d'vne grande chaleur, & qu'auec icelles la fievre ne laisse pas de durer & de continuer; mais si la fievre est tellement acre & que la violence de sa matiere peccante soit si grande, qu'apres auoir fait prendre medecine, il ne suruienne pas la guerison ou le soulagement desiré, & que l'accez suiuant n'en soit pas ny plus court, ny plus doux, il faut suppleer à ce defaut, en faisant prendre vn clystere, auec lequel il faudra autant de fois lascher le ventre, qu'il sera dur & resserré plus qu'il ne faut, afin d'exciter & prouoquer la nature a l'excretion & dejection du ventre qui doit enfin venir, & par cette voye bien libre & bien disposée, l'issue de la maladie en ſoit plus certaine & plus aſſeurée; & pendant ce temps de relaſche & d'intermiſſion de la fievre, il faut ordonner & faire vſer au malade des Apozemes, & des Syrops qui ſoiẽt plus inciſifs & deterſifs, tels que ſont outre ceux qui ont eſté cy-deuant declarez, des Syrops d'Ache & de Perſil & de l'infuſion, dans laquelle on aura fait tremper & infuſer de la racine de Foenoüil, & quelque peu d'Hyſſoppe, comme auſſi du Syrop Bizantin & d'Endiue, & quelque peu de Syrop Aceteux composé; & ainſi par ces remedes il faut ouurir les paſſages, & attenuer les humeurs & meſme les humeurs bilieuſes, quand elles ne peuuent pas eſtre facilement portées & iettées ou dans le ventricule ou l'eſtomach, on dans le ventre: mais ſi la bile ayant eſté ſouuentesfois eſmeuë & excitée de ſoy-meſme, ou par l'aide & l'aſſiſtance de ces remedes, ſort dehors ou par vomiſſemens, ou par deiections du venrre, l'iſſuë de la maladie eſt certaine & ſeure, & ſa durée briefve & courte: & ſi elle ne paroiſt ſeulement que legerement eſmeuë, l'on ordonnera vn vomitoire d'Hydreleum ou d'Oxymel; pour prendre principalement ſur le commencement de l'accez, & vn fort clyſtere au temps de l'intermiſſion, pour l'attirer & faire ſortir par bas, & par meſme moyen on aydera a faire ſortir facilement & amplement & les vrines & les ſueurs; bien que les ſuſdits remedes ſoient moins propres & vtiles pour la purgation & euacuation de la bile; ce qu'il faudra faire presque sur le quatriesme accez en vne fievre tierce, violente & exquise : & si en apres, ce qui arriue pour l'ordinaire, les vrines sont desja moins crasses, espaisses, iaunes & plus pures : & s'il paroist quelque signe d'hypostase ou sediment, c'est vne marque qu'vne grande partie du fomes ou de la matiere qui faisoit la fievre est purgée & euacuée : & si l'accez ensuiuant est plus court, plus doux & plus tranquile, & montre que la fievre commence à cesser & quitter, l'on pourra commettre & laisser à la nature desja maistresse de guerir le reste de la maladie, sur tout si le malade a grande auersion & horreur pour les purgations & medecines, & encor plustost si les purgations & les euacuations qui ont precedé & qui sont venuës d'elles mesmes, ont esté grandes & abondantes, & s'il ne s'est point rencontré en la maladie autre accident que de la fievre tierce exquise, toutesfois en ces rencontres vne douce & moderée purgation y est tres-bonne & vtile, & guerit plus seurement la maladie, au moins, il faut, comme i'ay dit, aider la nature à se descharger & se purger de soy-mesme, auec des Apozemes & des Syrops : mais si le cinquiesme ou le sixéme accez est plus violent, & si quelque accident s'augmente & s'aigrit plus fort, ou si les vrines ne sont pas assez pures & claires, & s'il y a crainte que la fievre n'outrepasse ses bornes & ses limites, la purgation est non seulement vtile, mais aussi tres-necessaire aupauant le septiéme accez, laquelle sera preparée auec de l'infusion de Rheubarbe, ou de Rheubarbe & de Sené, ou auec du Catholicon, afin que par icelle soit purgée & euacuée la plus grande partie de l'humeur qui est desja cuite & digerée, & que la nature soit aidée & excitée pour au premier accez pouvoir estre entierement guerie, & qu'il ne reste rien au moins, sinon que bien peu de chose de la matiere qui a causé la maladie ; & mesme aussi si la fievre ayant cessé, il reste encores quelques accidens qui continent pluslong temps, par exemple, le desgoust des viandes, vne tres-grande soif, vne douleur de teste, & le reste, & que le malade ne soit pas encores guery, crainte que ce qui a resté de la maladie, ne cause vne recidiue, la purgation est aussi fort necessaire, car ce faisant la santé en sera plus asseurée & plus affermie, & par cette sorte de cure la chaleur & ardeur violente de la fievre exquise sera ostée & guerie auec sa cause: mais si toutefois pendant le temps de la cure la chaleur & l'ardeur violente de la fievre a besoin de quelque particulier rafraischissement, cela se fera asseurement auec des remedes, qui en rafraischissant incisent & attenuent conjoinctement, & qui n'espaississent point l'humeur pourrie, & n'empeschent point son exhalation, & ne resserrent point les conduits des vaisseaux, ains qui en rafraischissant l'ardeur de la fievre, dissipent & resoluent pareillement sa cause, ce qu'il faut sur tout procurer & souhaitter en la fievre putride: bien plus si la chaleur & l'ardeur de la fievre estant tres-grande & forte, abbat trop les forces du malade, & s'il ne l'a peut supporter qu'auec tres-grande peine, laissant quelque peu la cure de la cause, il faudra vser & ordonner des remedes beaucoup rafraischissans, & mesme qui empeschent l'exhalation de la pourriture, & prescrire au malade d'vser raisonnablement de viandes & aliments propres & conuenables, crainte que ses forces ne s'abbattent du tout, & afin de ne pas encourir le blasme d'auoir esté vn bourreau : & puis apres la chaleur & l'ardeur de la fievre estant appaisée, retournant à la cure de la cause, il faudra purger & euacuer l'humeur peccante & vicieuse, & pendant le reste du temps de la cure, il faudra retrancher le manger au malade, car plusieurs ieunes gens forts & robustes, ayant esté dans l'accez d'vne fievre tierce simple & exquise, pendant l'espace de trois heures, par l'aduis de ceux qui ne regardoient qu'à sa cause seule, couuerts d'vne grande quantité d'habits & vestemens, ont esté tuez & suffoquez de soif & de sueur.

La souueraine maniere de rafraischir & de nourrir les malades, pendant la fievre.

Il faut que le malade soit couché dedans vne tres-grande & vaste chambre, & dans vn grand lict, afin qu'il puisse respirer vn pur & grand air, & qui soit frais, & qu'il n'y ait & n'entre que tres-peu de personnes en sa chambre, laquelle on arrousera de tous costez auec de l'eau bien fraische & du vinaigre, & en laquelle on espanchera des herbes froides, par exemple des feüilles de Saulx, de Vigne, Laitues, Nenuphar, Roses & Violettes, pareillement l'on y fera exhaler des odeurs & suffumigations preparées auec eaux distillées de Roses, Violettes, Nenphar & Santaux, auec vn peu de Vinaigre & de Camphre, & cependant l'on couurira le malade fort legerement de quelque drap ou simple couuerture, crainte qu'il ne soit trop rafraischy, si toutesfois il est bruslé par vne tres-grande chaleur, dans sa plus grande vigueur l'on estuuera & fomentera les parties les plus chaudes & bruslantes, auec de l'huile & de l'eau meslez ensemble auec la main, tant qu'ils deuiennent blancs, ausquels on pourra quelquesfois adjouster vn demy-septier de vinaigre, & au lieu de l'huile commune, vser d'huile Rosat, Violat, de Nenuphar ou de Pauot, dont on oindra & frottera la region du foye, des reins, & la teste fort eschauffée, ce qui se fera seurement, pourueu qu'il n'y aye point de toux, ny aucune pesanteur de corps, ny aucune mauuaise & fascheuse fluxion, ny aucun profond sommeil ny assoupissement: l'on appliquera aussi fort à propos sur ces parties & sur le cœur des Epithemes, composez auec des eaux distilées de Roses, Violettes, Plantain, Morelle, Nenuphar, & vn demy-ſeptier de vinaigre, dedans leſquels on aura diſſout des Santaux, du Camphre, ou des Trochiſcs blancs Rhaſis : à quoy ſeruira auſſi beaucoup les mucilages tirez de Pſyllium & de Coings : mais il faudra bien prendre garde qu'aucun de ces remedes ſoit appliqué ſur ces parties, & ſur le corps lors que la ſueur voudra venir, & qu'ils n'empeſchent point ſa ſortie, & ne facent allonger la maladie qui auroit eſté courte & briefve, encores que toutesfois qu'il eſt bien plus à ſouhaitter que la maladie ſoit longue que acre & violente, & ſi les parties internes du corps ſont fort eſchauffées & fort alterées par la chaleur & par la ſoif, il les faudra temperer & rafraiſchir auec du ſuc ou eau de Courges ou de Melons, ou en faiſant vſer de l'Ozeille, Pourpier, Laituë & vinaigre, crues, ou qui auront eſté macerées dedans de l'eau boüillante, ou ſi par hazard il eſt beſoin de fortifier en reſtreignant & reſſerrant, on ſe ſeruira du ſuc de Grenades aigres ou de Limons, ou de Citrons, ou de Ceriſes, ou d'Eſpine vinette, ou d'Ozeille, & iceluy pur & meſlé auec de l'eau ; car les ſucs de ces remedes rafraiſchiſſent bien plus que leurs Syrops.

A cela auſſi les alimens ſeruent de beaucoup en l'vſage deſquels bien reglé, les Anciens ont eſtimé celuy qui eſt tres-petit & tres-eſtroit, comme auſſi le boire & le manger tres leger & exact, de l'vſage duquel ils ont petit à petit paſſé iuſques au regime de viure petit & eſtroit, &

enfin à celuy qui est grand & ample, & qui est propre & conuenable aux personnes saines & qui sont entierement bien gueries : or il faut que le regime de viure des febricitans soit froid & humide, & que les alimens soient fort legers; le premier aliment est l'eau d'orge simple, qui rafraischissant & humectant, nettoye & deterge doucement, puis apres l'eau miellée, qui estant ainsi meslée auec du miel rafraischit moins, mais qui nettoye, deterge & ouure dauantage les passages & les obstructions, ou l'eau succrée, qui eschauffe moins les entrailles que l'eau miellée, mais qui aussi nettoye & deterge bien moins : en apres la cresme d'orge est rafraischissante & humectante, detersiue & addoucissante, elle appaise la soif, & ne s'arreste iamais aux passages, apres icelle suit le boüillon de poule ou de pigeon, dans lequel on aura fait boüillir des herbes des plus froides, de la Laitue, de l'Ozeille, du Pourpier, de la Buglosse & du Verius : les alimens de moyenne consistance sont les herbes, puis suit l'Orge entier, auquel on adjouste du Succre, en apres la Panade ou la mie de Pain cuitte avec de l'eau, les boüillons preparez & faits auec poulles & poullets, les poissons dits saxatiles, puis les œufs mollets & cuits sans coque en l'eau boüillante, en suite l'eau de chair tres-claire & liquide distillée par vn Alambic, tantost simple, tantost auec de l'Eau Rose, Buglosse & de Violettes auec du Succre ; & les alimens qui sont puis apres d'vn grand suc & nourriture, mais qui ne sont pas toutesfois des plus nourrissans, sont les poulles & les pigeonneaux & les extremitez des poulles & des chapons, puis leur ius bien cuit & mesme consommé sur le feu,& qui est desja pris comme de la Gelée, & leur chair : comme aussi la chair d'agneau, de veau, mais boüillie & arrousée auec du Succre rafraischissant quand on l'a mange, afin de donner bon goust à la viande, pareillement les amandes battues & pilées, mises dedans les boüillons : mais les viandes qui sont plus crasses & espaisses sont les susdites, quand elles sont rosties, les perdrix, les oyseaux de montagnes, les ieunes levraux rostis, & le suc de toutes sortes de chairs rosties, ou celuy qui sort d'vne viande cuite entre deux plats sans eau : & dautant qu'elles nourrissent trop, elles se digerent difficilement & eschauffent les entrailles, & sont viandes propres & conuenables non à des febricitans, mais à des personnes saines & qui se portent bien, si toutesfois le malade desire fort de manger de quelques-vnes de ces viandes, pour luy plaire & le gratifier, il faudra luy permettre seulement d'vser de leur jus, ou bien qu'elles soient assaisonnées auec vn condiment rafraischissant.

La boisson sera ou de l'eau boüillie & refroidie, ou de l'eau d'orge simple ou de l'eau boüillie auec vne sixiesme partie de Succre, car estant ainsi plus refroidie, elle est estimée pouuoir moins offenser les entrailles, & estre bien plus promptement portée & distribuée par toutes les parties du corps : & celle qui est froide, pure & simple, il n'en faut point vser en mangeant des viandes & autres alimens, quant toutesfois il se rencontre vne tres-grande & violente chaleur, & vne soif insupportable, qui demandent vn grand rafraischissement, sans lequel il est à craindre que le malade en estant trop tourmenté vienne à se desseicher & d'estre tout aride, tellement que ses esprits estans tous espuisez il meure en peu de temps, il faut alors ordonner & faire vser de l'eau toute fraische, n'y ayant rien qui aye plus de pouuoir d'esteindre la chaleur & l'ardeur grande & violente, & mesme c'est le souuerain remede de la fievre synoche, chaude & ardente & des autres fievres continuës chaudes & ardentes, quand on pretend les esteindre ou les corriger, ou les faire changer en vne autre espece de fievre, ce qu'il ne faut pas toutesfois faire sans y obseruer les precautions suiuantes,

Premierement, que la matiere peccante qui cause la maladie, paroisse dedans les vrines estre cuite, ce qui n'a pas accoustumé d'arriuer auparauant le quatriesme iour de la maladie, que le malade soit d'vne bonne habitude & disposition, & aye le corps plain & charnu, les forces grandes & la chaleur naturelle forte & puissante, & accoustumé de boire de l'eau sans danger pendant qu'il est en bonne santé, qu'il aye la poitrine & les entrailles fortes & robuftes fans douleur, fans grande obftruction, fans tumeur, fans abfcez, qu'il ne foit point abbatu d'vn trop grand & exceffif flux de ventre, ny trauaillé d'aucune crudité; & à lors donc quant toutes ces circonftances fe rencontrent, & que le malade eft, & a efté trauaillé d'vne foif infupportable, beuuant de l'eau fraifche en tres-grande quantité, & enuiron deux pintes & beaucoup au de là de fa fuffifance, & iufqu'a ce que les hypocondres & le ventre en foient enflez & eftendus, & que toutes les parties du corps foient entierement & tellement refroidies, qu'elles tranfiffent prefque de froid, on efteint feurement la chaleur & l'ardeur violente de la fievre; & puis apres il faut promptement bien couurir le malade auec plufieurs couuertures, & le prouoquer en mefme temps à vomir, ou aller au bafsin en grande quantité, ou enfin a le faire abondamment fuer, & cette fi grande quantité d'eau fraifche beuë eftant renfermée & arreftée dedans le corps, efteint auec grand danger de la vie, la chaleur naturelle conjointement auec la fievre, ou du moins en deftruit en partie les fonctions de la faculté nutritiue, ou caufe vne grande difficulté de refpiration, le tremblement & la conuulfion, comme aufsi vne grande difficulté d'aualler & d'vriner, refferant en fuite les paffages des conduits, & efpaiffiffant la matiere morbifique, ou qui eft la caufe de la maladie, elle fait que la maladie en deuient beaucoup longue, elle caufe pareillement les mesmes,comme aussi de bien plus fascheux & dangereux accidés & difficultés à ceux qui sont d'vne autre disposition & complexion, sçauoir à ceux qui sõt maigres, attenués & peu sanguins foibles, imbeciles, de peu de chaleur & qui ne sont point accoustumez à vne telle boisson, & qui ont au dedans des entrailles des douleurs, tumeurs, obstructions ou vlceres, & sur tout si la maladie est encores crue ; d'où il faut conclure que la boisson d'vne grãde, quantité d'eau froide est du tout tres-contraire dans les fievres intermittentes, dont la matiere peccante est dans la premiere region des visceres ou entrailles, & aussi qu'elle n'esteint & ne guerit pas seuremẽt tousiours la fievre continue & chaude, & enfin la guerison de la fievre est entierement douteuse & incertaine par le moyen d'vne si grande boisson d'eau fraische : partant pendant le temps de la fievre, la qualité du boire & du manger sera telle qu'elle a esté dite.

Quant à ce qui est de la quantité & de la maniere d'en vser, il y a tres-grand debat & controuerse sur la quantité, & le temps qu'il faut donner à manger dans les fievres aigues : Les Anciens, principalement Asclepiades, ont estimé, qu'il falloit dés le premier iour de la maladie s'abstenir non seulement de manger mais aussi de boire, & de sorte qu'ils ne permettoient pas mesme aux malades de lauer la bouche, & que ce faisant la matiere morbifique tres-abondante en estoit fort diminuée & digerée, & ils ont crû que c'estoit l'opiniou

d' Hippocrate

d'Hippocrates ; parce que, dit il, quand la maladie est tres-aiguë, à l'instant les accidens & la violence de la maladie trauaillent tres-fort le malade; & à lors il est tres-necessaire de n'vser que d'vn tres-estroit regime de viure, qui est vne pure & entiere abstinence; & apres que le malade auoit esté tourmenté en toutes façons pendant l'espace de trois iours, ils ne luy donnoient à manger qu'au quatriéme iour, & quelquesfois mesme aussi qu'au cinq & sixiéme; mais au moins en plusieurs ils estimoient que le quatorziéme iour estoit tres-propre pour commencer à donner à manger, & en apres qu'il falloit continuër de iour en autre, & les iours ensuiuans pendant la grande force & vigueur de la maladie, contre la doctrine d'Hippocrates, ils nourrissoient en plus grande quantité, & ainsi iusques à la fin : Mais puis apres ceux qui les ont suiuy ont commencé à traitter plus doucement les malades, & de leur permettre de manger vn peu plustost : & c'estoit autresfois la doctrine de ceux qui ayant banny & osté toutes sortes de medicamens purgatifs & autres remedes preparez par l'Art de la Medecine, ont voulu guerir toutes les maladies par le seul regime de viure : Neantmoins dautant que toute l'humeur pourrie ne peut pas estre entierement consomée par l'abstinence; estant toutesfois du tout contre nature, il la faut oster & purger auec vn remede purgatif, & non pas seulement & necessairement par le seul regime de viure propre &

conuenable ; car la cure & guerison des maladies putrides doit estre faite par l'aide & l'assistance des medicaments, & consommer vne partie de la matiere que fait la maladie, & qui est la plus crue par le moyen de la coction faite par la chaleur naturelle, & par vn regime de viure estroit & leger, & par l'abstinence, & l'autre partie qui est plus corrompue & pourrie, il la faut diminuer & retrancher par les medicamens purgatifs : c'est pourquoy maintenant que l'on obserue les causes internes des maladies, & que la cure & guerison d'icelles est bien plus asseurée & bien plus prompte, qu'elle n'estoit pas autresfois, estant establie & reglée par l'vsage des remedes & medicamens, il ne faut pas ordonner vn regime de viure si estroit & si petit, & il ne faut pas entierement abbattre les forces par l'abstinence, mais il les faut conseruer par vn regime de boire & manger petit & moderé, afin qu'elles puissent supporter le trauail necessaire des remedes ; & à peine vn malade peut aisément garder l'abstinence entiere pendant l'espace d'vn seul iour : & si dans le commencement de la maladie, le malade est tres-fort tourmenté de douleur ou tension d'estomach & des entrailles, ou par des desgouts & nausées, ou par des vomissemens, il faut alors retrancher & oster la matiere peccante tant par vn medicament purgatif que par vn regime de viure petit & leger, & sur tout si quelques iours auparauant d'estre tombé malade il a fait grande chere, & mangé beaucoup; & puis apres cette matiere estant diminuée & retranchée, quand les entrailles seront déja plus pures & plus nettes : il faudra prejuger par la grandeur de la maladie, par son acrimonie & son mouuement combien elle sera longue, ou quand elle sera arriuée à sa plus grande force & vigueur, & si elle est tres-aigue, & du nombre de celles qui des aussi tost qu'elles commencent, sont en mesme temps dans leur plus grande force & vigueur, il faut alors vser d'un tres-estroit regime de vivre, & si elle est vn peu plus douce comme aussi plus longue, & dure iusques au septiéme iour, il ne faut vser que d'vn regime de viure simple & mediocre; mais si elle passe iusques au quatorziéme iour il faut tousiours que la quantité des alimens que l'on donne au malade soit au commencement plus grande, & la diminuer petit à petit iusques à ce que la maladie soit arriuée à sa plus grande force & violence, auquel temps Hipocrates commande & enseigne qu'il faut prescrire vn regime de viure tres-estroit : & c'est donc ainsi qu'il faut moderer & regler le regime de viure, sçavoir dans la tres-grande force & violence de la maladie qu'il soit aussi fort estroit, leger & petit; en son accroissement petit & leger, & dans son commencement plus grand & plus ample, tel toutesfois que le corps n'en puisse pas acquerir de plus grandes forces, mais qu'il conserue seulement celles qu'il aura vn peu foibles & debiles, afin qu'elles puissent supporter la force & violence de la maladie pendant l'espace de son cours aduenir; & en iceluy tascher de cuire & digerer la matiere peccante d'icelle, & qu'il puisse pareillement supporter les euacuations qui seront faites ou par l'Art, ou de soy-mesme, & de crainte qu'auparauant sa plus grande vigueur il ne defaille, & ne soit du tout abbatu, & que pour lors l'on ne soit pas contraint de nourrir le malade & d'obliger la nature de vacquer à la coction des alimens, au temps principalement qu'elle est occupée a la coction de la maladie, & à la combatre: donc pour euiter de tomber en ces inconueniens, vous ordonnerez vn regime de viure plustost ample & grand qu'estroit & petit, d'autant, comme l'enseigne Hippocrates, la diete ou le regime de viure trop leger & trop estroit, est plus dangereux que celuy qui est plus copieux & plus abondant, & la faute qui s'ensuit du regime de viure plus leger & plus estroit, & que les malades supportent tres-difficilement, est beaucoup plus dangereuse que celle du regime de viure plus grand & plus abondant, ce qui est commun en toutes les maladies aigues.

Il faut maintenant considerer à quelles heures & auquel temps il est propre & conuenable de donner à manger au malade, dans les maladies qui ont des redoublemens & qui trauaillent le malade par interualles, il faut obseruer lesdites interualles, le temps prochain de l'accez, le commencement, l'augmentation, l'estat ou sa vigueur, le temps qu'elle a quitté celuy de la relasche, ou bien aussi de l'intermission, & si la maladie ou la fievre a quitté entierement, il faut donner à manger au malade qui a le corps du tout sain & en bonne santé ; car le manger qui est donné à vn corps qui est pur & sain se corrompt bien moins ; c'est pourquoy si le temps de l'intermission en vne fievre intermittente, ou bien aussi de la remission ou relasche en vne fievre continue, est plus long, il est bon & à propos de donner à manger en son commencement, parce que pour lors principalement toutes choses sont tranquilles, & que les arteres sont en repos, & encores derechef si l'interualle est longue: mais quand le temps du repos est court & bref, & quand l'on craint que l'accez ensuiuant arriue dans peu de temps l'on peut aussi seurement donner à manger au malade mesme durant la fievre, & en ayant encores quelques restes ; car il est bien plus à propos de dőner à manger au malade sur la fin que sur le commencement de l'accez de la fievre ; & par mesme raison si la fievre est vague & errante, & si le temps de sa reprise est incertain crainte qu'elle ne le prenne à l'impourueu, en quelque temps que ce soit qu'il se verra estre plus soulagé, encores qu'il n'en soit pas entierement quitte, il luy faudra donner à manger ; & sur tout il faudra prendre garde de ne luy donner à manger que le plus loing que faire se pourra du temps de l'accez prochain, & mesme aussi s'il arriue à vn malade deux fois le iour plusieurs accez, il luy faut donner à manger apres celuy qui est le plus grand & le plus fascheux; enfin Hippocrates ordonne & enseigne qu'il faut que le malade s'abstienne du tout de manger durant l'accez, & de passer tout le temps d'iceluy sans manger; toutesfois s'il arriue que quelque malade tombe en deffaillance à cause de la debilité & foiblesse de ses forces, il ne faut en aucun temps de l'accez manquer à luy donner à manger, soit ou des Pruneaux ou des Cerises, ou des Confitures, ou de la creme d'orge, ou vn peu de Gelée, lesquelles choses estans prises froides appaisent aussi la soif: l'on donnera toutesfois à manger au malade de ces choses auec bien moins de danger, quand la fievre est preste de venir que quand elle commence desja, comme aussi quand elle s'augmente que quand elle est dans sa plus grande force & vehemence.

Enfin, en la fievre qui est continuë, & qui n'a aucune remission ou relasche, & qui n'est iamais plus douce, il faut plus donner à manger au malade sur l'aube du iour, auquel temps tout le monde est presque le plus endormy, comme aussi sur le matin qui est de sa nature plus doux, que non pas à midy, ou sur le soir, que la maladie est presque tousjours plus fascheuse: neantmoins en la fievre continuë, appellée par les Grecs *Omotonos*, c'est à dire qui est tousjours esgale dans son accez; les heures propres & conuenables pour donner à manger au malade, sont celles ausquelles il a accoustumé de manger quand il est en santé, & toutesfois en toutes sortes de fievres continues les forces defaillent au malade, & les arteres s'affaisent à cause de leur crudité & delicatesse, & le malade apprehende de mourir, & pour lors il est permis & loisible de le fortifier, & de luy reueiller ses forces en luy donnant à manger.

CHAPITRE XII.

Des Remedes des Symptomes ou accidens qui trauaillent le malade pendant la fievre.

LE frisson suruenant en la fievre continue, dautant que pour l'ordinaire il la guerit, il n'est pas mauuais, & il ne le faut point empescher ny arrester en façon quelconque, principalement s'il est suiuy d'vne sueur, & si le froid, l'horreur ou le frisson trauaille trop le malade & esbranle trop le corps dans le commencement de l'accez des fievres intermittentes on les peut seurement addoucir: Premierement, il faudra de bonne heure & auec beaucoup d'habits couurir le malade qui attend l'accez de la fievre, & luy defendre de boire entierement : & en apres il faudra appliquer sur les extremitez des parties, & sur tout sur celles qui seront plus tourmentées de froid, des fomentations chaudes & seches, comme des grez tous chauds & ardans, ou des billes de fer chaudes & tiedies dedans de l'eau, & pareillement le malade se tiendra plus clos & couuert dedans le lict, si nonobstant l'horreur & le frisson ne laisse pas de suruenir, il faudra frotter les extremitez de son corps auec de l'huile de Camomille chaude ou de Lys, ou d'Aneth, ou de Rue, ou auec de l'Onguent composé des huiles susdites & de Poivre, Canelle & Pyretre, & si l'vsage des linimens est desagreable & fascheux, il faudra faire infuser & macerer ces choses dedans de l'eau de vie, & puis les exprimer, & en frotter les parties trauaillées de froid : quelques-vns font mettre au commencement du frisson le malade, qui en est tres fortement tourmenté, dedans vn bain dedans lequel on a fait boüillir des herbes chaudes: mais certainement afin de ne faire aucune faute en cela, & que la chaleur ne se rende point acre & violente, il sera tres-bon & tres-conuenable de faire des fomentations sur l'estomach & les parties nobles, auec des decoctions d'herbes chaudes, comme Menthe, Absynthe, Saulge, Rue, Origan, Camomille, Aneth, auec semence d'Anis & de Fenoüil, y adjoustant aussi quelque peu de vin blanc; car eschauffant la partie en laquelle est l'origine & la source de la fievre, on resout souuentesfois l'horreur ou le frisson & pareillement l'estat des parties nobles & des entrailles se fait meilleur; & quand quelque malade apres auoir souffert de l'horreur & frisson, cõmence à sentir la chaleur, comme il se fait presque tousjours, & à ressentir des enuies de vomir, il luy faut prouoquer le vomissement en luy faisant prendre de l'eau tiede & quelquesfois salée, ou bien de l'eau miellée, ou de l'Hydræleum, c'est à dire de l'huile & de l'eau, ou bien si l'humeur est plus attachée & adherante, en luy donnant du Syrop Aceteux, ou de l'Oximel tant simple que scillitic dissout en eau d'orge tiede, & bien plus il faut auec l'aide & l'assistance desdits remedes faire derechef vomir le malade qui a desja vomy de soy mesme, afin de desraciner entierement la matiere qui est au dedans excitée & prouoquée, & pour laquelle purger & evacuer, si elle est en grande quantité fort attachée & adherante, il faudra vser de plus forts remedes, qui seront enseignez en leur lieu : car ainsi qu'à tres-soigneusement bien remarqué Celsus auparauant nous, l'horreur ou le frisson prouient presque tousjours des humeurs bilieuses, qui se sont amassées dedans l'estomach : & si par ces reme- l'on ne peut pas prouoquer le vomissement, en faisant prendre le poids d'vne drachme de Poivre en poudre dedans de l'eau chaude, on arrestera l'horreur ou le frisson : les Pilules composées auec de la racine d'Aristoloche ronde deux ſcrupules, de la Myrrhe choiſie & du Poivre de chacun demy ſcrupule malaxés auec du Syrop d'Abſynthe ou de Menthe, le prouoquent plus efficacement : & ſouuentesfois ſur tout dans la fievre quarte, toutes les parties tant internes qu'externes du corps ſont tellement refroidies, que nous ſommes contraints meſme dans le friſſon de faire prendre au malade de tres-bon vin bien chaud & aromatique ou de l'Hippocras, ou de l'eau de vie, ou autres choſes fort chaudes ; & la ſoif, qui eſt cauſée par la ſeule ſeichereſſe de la langue & du goſier, il la faut appaiſer en faiſant lauer la bouche du malade auec de l'eau d'orge tiede, ou de l'eau de Plantain diſtillée, ou bien auec celle en laquelle on aura fait boüillir des Pruneaux, des Iujubes, des Sebeſtes ou de la ſemence de Coings, Courge ou Laitue, ou de la Regliſſe, ou toutes autres choſes qui ſans adſtriction & chaleur addouciſſent & humectent doucement, & les tenant vne heure ou meſme auſſi plus long temps dedans la bouche, elles empeſchent par leur lenteur la langue, la bouche & le goſier de ſe deſſecher ; & ſi ces choſes ſont deſagreables, il faut appaiſer la ſoif auec des grains d'vne Grenade, ou d'vn Citron, ou en mangeant de l'Orange coupée par tranches & trempée dedans de l'eau Roſe & du Sucre, ou en maſchant de l'Ozeille, & quant à l'aſpreté & meſme auſſi la craſſe de la langue & de la bouche, il la faut premierement nettoyer avec vn rondeau de miel Roſat, &

s'il ne nettoye pas assez, il le faudra tremper dedans de l'eau Rose, dedans laquelle on aura fait dissoudre vne drachme d'Alun & vne demy once de Succre candi : mais si le ventricule, & les entrailles estant fort seches & fort eschauffees la soif tourmente extremement le malade, & que l'on ne la puisse pas appaiser par les remedes susdits, il faudra alors luy permettre de boire, mais apres l'auoir souffert vn tres long temps, afin qu'en suite la sueur vienne: car donnant à boire plustost & dés le commencement, cela fait durer plus long temps l'accez, & fait incontinent rendre la soif plus grande & plus fascheuse : la boisson conuenable sera du suc de Laitue, Pourpier Plantain, & autres choses addoucissantes cy deuant dite, meslées & dissoutes dedãs du Syrop violat, de Iujubes, ou du Nenuphar, & la sixiéme partie d'eau: ou si la soif est causée par vne humeur pourrie contenuë dans l'estomach on preparera la boisson auec du suc d'Ozeille, Raisins aigres, Cerises, Grenades ou de Citron, ou auec des Syrops que l'on a accoustumé de preparer d'iceux & dissouts : & quand la moiteur de la teste & des autres parties monstre que la sueur est proche de venir, on la prouoquera plus amplemẽt de sortir, en faisant boire au malade du vin blanc delicat & subtil trempé en quatre ou six fois autant d'eau; mais que le boire soit du tout moderé, crainte qu'il ne cause des trencheés dans les entrailles, ny trop froid, depeur qu'il ne rende le ventre trop cru & trop lasche.

Quantà la douleur de teſte, on l'appaiſera auec des feüilles de Roſes, violettes, Nenuphar, Laituë, Plantain, Ioubarde, & auec toutes autres ſortes d'herbes froides hachées, pilées & & trempées dedans du vinaigre, & appliquées ſur le front & les temples, & auec des huiles qui en ſont faites & les Onguents, tel qu'eſt l'Onguent appellé Populeum.

Et ſi les veilles & le delire tourmente trop le malade, on pourra y adjouſter des feüilles de Iuſquiame, de Pauot & de Mandragore, ou leur ſemence, comme auſſi les choſes qui ſoulagent quelque peu par leur bonne odeur : l'on preparera d'iceux des lauemens & fomentations, des linimens, des cataplaſmes, que l'on appliquera non ſeulement ſur le front; mais auſſi tres-ſeurement ſur le deuant de la teſte, c'eſt aſſauoir s'il n'y a point peſanteur de teſte, ou rheume, ou fluxion, ou la toux, qui y contrediſent, ſi l'on apprehende de rafraiſchir trop on y adjouſtera du Serpollet, de l'Aneth & de la Ruë, qui n'ont pas peu de vertu pour appaiſer les trop grandes veilles & les reſueries : & ſi la maladie eſt tres grande & violente, on pourra diſſoudre en toute ſorte d'huiles de l'Opium; ſçauoir dans deux onces d'huile, deux ſcrupules d'Opium, dont on frottera le front, les temples meſme les narines, & quelquesfois auſſi la neceſſité eſt ſi grande, que l'on fait prendre vne drachme de Philonium Romain, ou deux ſcrupules des pillules de Cynogloſſo; on donne auſſi de ces remedes quand le malade de fievre, ou de quelqu'autre sorte de maladie aiguë sans qu'il en paroisse aucune cause euidẽte, se debat extremement, & se jette de costé & d'autre, ou si par hazard la cause du debattement & des inquietudes est vne grande chaleur de teste, des entrailles, ou des lombes, il les faudra addoucir auec les remedes rafraischissans que i'ay cy-dessus enseignez.

Quant à la difficulté grande de respiration qui presse extrement & qui suffoque presque à cause de la violente chaleur de la fievre, on la guerit auec les mesmes remedes, & auec vn epitheme appliqué sur le cœur, preparé auec les remedes rafraischissans cy-dessus mentionnez, & auec vne boisson froide, qu'il ne faudra point du tout deffendre au malade, s'il la souhaitte pour lors extremement.

Quant à la deffaillance de cœur & mesme aussi la syncope qui a accoustumé de prouenir dans les fievres chaudes de la bile respanduë dans l'orifice de l'estomach, l'on ne la peut pas mieux empescher & chasser qu'auec du jus de Grenade ou de Citron, ou de Raisins aigres, ou auec vn morceau de pain trempé en iceux & mangé ; & si l'on applique vne esponge trempée dedans de l'eau Rose & du vinaigre meslez ensemble & tiedes sur l'orifice de l'estomach, cela ne soulage pas peu.

La sueur est tres-bonne, qui est subtile, tiede ou chaude, & nullement puante, & qui sort facilement & sans peine vniuersellement de tout le corps, & qui appaise la soif & l'ardeur, & qui termine entierement l'accez de la fieure intermittente, ou qui diminuë l'acrimonie de la fievre continuë, telle qu'est presque tousiours celle qui arriue au iour de la crise, il la faut endurer tant que les forces le peuuẽt permettre, & mesme aussi si elle sort en trop petite quantité, il la faut prouoquer : mais si par sa trop grande abõdance le corps en est déja fort foible & fort abbatu, il la faut empescher tant par le rafraichisschissement de l'air que du corps, & quelquesfois en estuuant & fomentant le malade auec de l'Oxycrat, du Verjus ou de l'eau dedans laquelle on aura fait boüillir des Roses, des Fleurs de Grenadiers de Balaustes, de l'escorce de Grenades, de Myrthe, des feüilles de Saulx, des noix de Galles & de Cyprés, & quelquesfois en le frottant auec de l'huile Rosat, de Mytils, de Mastich, de Coings, dans lesquels (si la necessité le requiert) on aura dissout de l'Ambre iaune battu, ou de la Gome, ou vn peu de Cire, afin qu'estant rendus emplastics ils bouchent bien dauantage les pores de la peau : mais s'il sort à grande peine & non de tous le corps vne sueur crasse, gluante, froide & puante, au commencement elle n'est pas entieremẽt mauuaise; car souuentes fois la sueur qui est sortie de la sorte de la teste, ou de quelqu'autre partie, sort puis apres bien meilleure de tout le corps; mais celle qui continuë long temps & en grande abondance de venir de cette sorte est du tout & entierement mauuaise; car elle montre & signifie les forces estant vigoureuses vne tres grande impureté, & que la maladie sera longue, & estant foibles & abbatues la mort du malade: il ne faudra iamais prouoquer vne mauuaise sueur, mais l'arrester, & pour lors il faut principalement trauailler à purger le corps du malade & luy fortifier ses forces ; & s'il arriue quelqu'autres accidens, qui soient hors de la nature & de l'estat de la fievre, comme vne lienterie causée par vne trop grande boisson trop froide, vne toux par vn trop grand rafraischissement de la poitrine, vn rheume ou vne fluxion pour avoir tenu la teste descouuerte, il faudra les penser auec leurs propres remedes, mais qui toutesfois ne nuisent pas, ou du moins bien peu à la cure de la fievre, & qui l'adoucissent autant que faire se pourra.

www.ingramcontent.com/pod-product-compliance
Ingram Content Group UK Ltd.
Pitfield, Milton Keynes, MK11 3LW, UK
UKHW021104260726
13994UKWH00002B/698

9 782329 427386